AF642832

Böhm, Köller

Ernährung bei Rheuma

Rheumatoide Arthritis

maudrich.gesund essen

Lena Böhm, Marcus Köller

Ernährung bei Rheuma

Rheumatoide Arthritis

maudrich

Bibliografische Information der Deutschen Nationalbibliothek
Die Deutsche Nationalbibliothek verzeichnet diese Publikation in der Deutschen Nationalbibliografie; detaillierte bibliografische Daten sind im Internet über http://dnb.d-nb.de abrufbar.

Copyright © 2022 maudrich Verlag
Facultas Verlags- und Buchhandels AG, Wien, Österreich
Alle Rechte, insbesondere das Recht der Vervielfältigung und Verbreitung sowie der Übersetzung in fremde Sprachen, vorbehalten.
Alle Angaben in diesem Buch erfolgen trotz sorgfältiger Bearbeitung ohne Gewähr. Eine Haftung der Autorin/des Autors oder des Verlages ist ausgeschlossen.

Bildnachweis:
S. 6, 16 unten, 23, 30, 31, 32, 34, 36, 41, 44: istockphoto.com
S. 8, 9, 14, 16 oben & Mitte, 18, 21, 27, 37, 39, 43, 47, 52, 53, 59, 65, 66, 68, 70: stock.adobe.com
S. 13: Marcus Köller
S. 74, 78, 86, 96, 108, 112, 122, 126, 132, 136: Victoria Posch und Esther Karner, Wien

Lektorat: Laura Hödl, Wien
Satz: Florian Spielauer, Wien
Umschlagbild: Victoria Posch und Esther Karner, Wien
Covergestaltung: Facultas nach einem Entwurf von Jose Coll, studiob.a.c.k.
Druck: finidr
Printed in the E. U.
ISBN 978-3-99002-138-5
e-ISBN 978-3-99111-519-9

TREE ONE FOR TITLE
Mit der Erscheinung dieses Buches haben wir **zusammen mit der Druckerei FINIDR** einen neuen Baum gepflanzt.

FSC
www.fsc.org
MIX
Papier aus verantwortungsvollen Quellen
FSC® C014138

INHALTSVERZEICHNIS

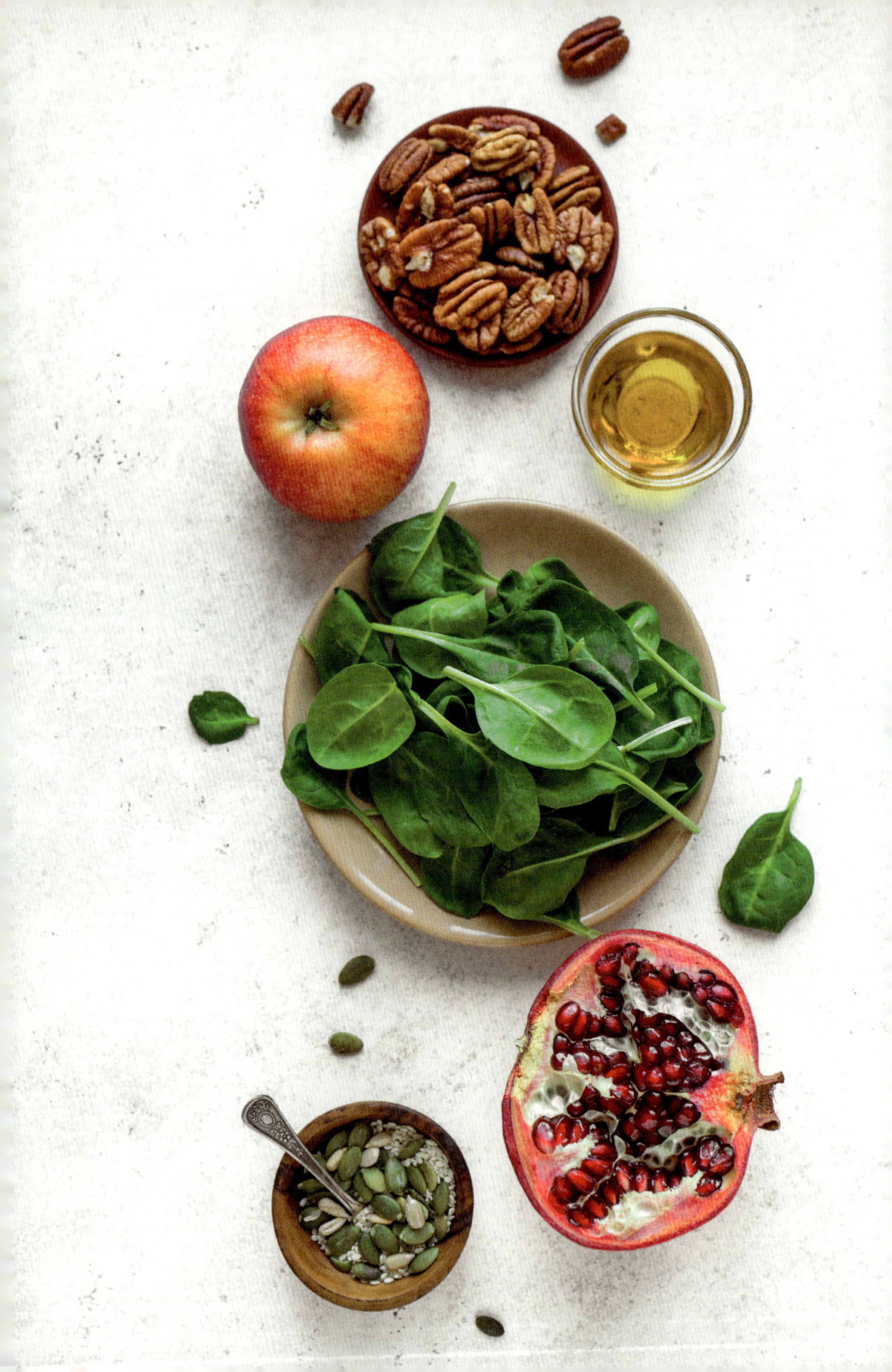

VORWORT

Rheumatoide Arthritis gehört zu den chronisch entzündlichen Erkrankungen. Sie geht meist mit Schmerzen und Bewegungseinschränkungen einher – eine massive Belastung für Betroffene. Vielleicht haben Sie im Internet schon ein wenig recherchiert, wie die Ernährung helfen könnte. Diäten sind jedoch meist sehr einseitig und nicht zu empfehlen. Es gibt zwar keine spezielle Rheuma-Ernährung, wir können mit dem, was wir essen, allerdings Einfluss auf das Entzündungsgeschehen nehmen.

In diesem Ratgeber erfahren Sie wichtige Eckdaten zur Erkrankung, welche Therapieformen hilfreich sein können und wie die Ernährung unterstützen kann. Das Fettsäuremuster ist maßgebend für die Bildung und Hemmung von Entzündungsfaktoren. Tierische Fette sind eher ungeeignet, es geht hier also in Richtung pflanzenbasierter Kost. Außerdem lernen Sie, wie Antioxidantien das Entzündungsgeschehen hemmen können. Durch die chronische Entzündung und die nötigen Medikamente besteht ein erhöhtes Risiko für Osteoporose. Ein Überblick der kalziumreichsten Lebensmittel hilft dabei, dieser vorzubeugen. Durch den Schmerz tritt häufig Appetitlosigkeit auf, womit das Risiko für einen Muskelabbau steigt. Lesen Sie Tipps, wie Sie Ihre Esslust wieder steigern können und wie Sie trotz Appetitlosigkeit Ihren Energie- und Nährstoffbedarf decken können. Eiweiß spielt hierbei die zentrale Rolle. Es werden pflanzliche Eiweißquellen ins Visier genommen. Nahrungsmittelunverträglichkeiten kommen bei Betroffenen mit Rheumatoider Arthritis häufiger vor. Sie erhalten einen Überblick zu den drei wichtigsten Nahrungsmittelunverträglichkeiten. Am Ende stehen noch viele praktische Tipps, wie Sie die Empfehlungen am besten umsetzen können – sowohl bei den Mahlzeiten als auch beim generellen Essverhalten. Die Rezepte sind vorwiegend vegetarisch und aus internationaler Küche, um Ihnen einen Blick über den Tellerrand zu ermöglichen. Sie finden geschmackvolle Anregungen, wie Sie Ihrem Körper etwas Gutes tun und wieder Freude am Essen finden.

Viel Vergnügen beim Lesen, Ausprobieren und Kochen!

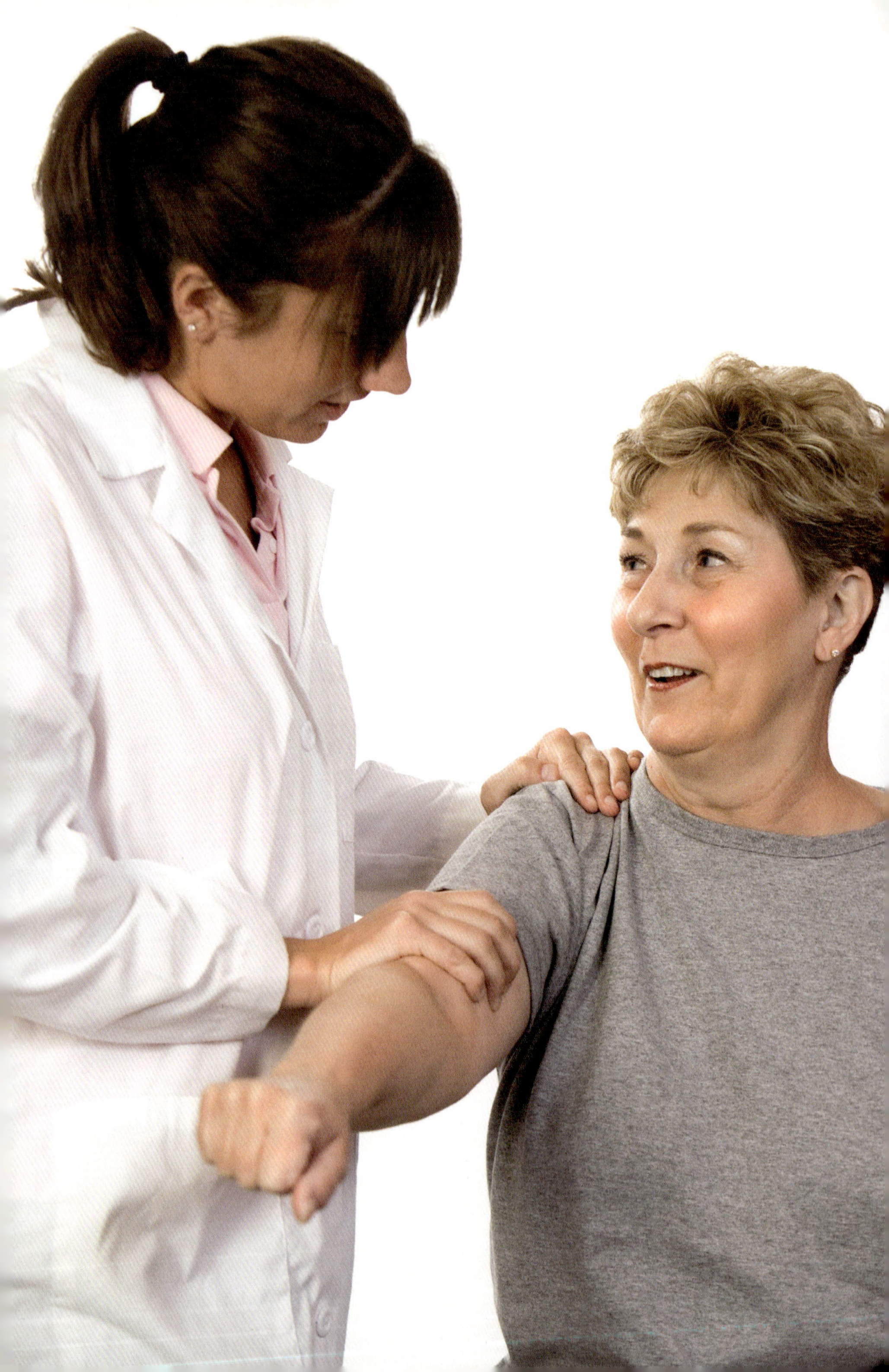

RHEUMA: BEGRIFF UND ERKRANKUNG

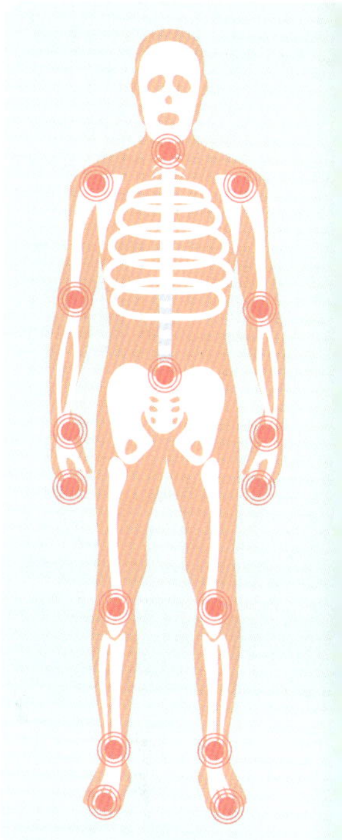

Unter Rheumatismus versteht man landläufig Beschwerden aufgrund von fließenden, reißenden oder ziehenden Schmerzen im Bewegungsapparat. Das Wort „Rheuma" kommt aus dem Altgriechischen (ῥεῦμα) und bedeutet so viel wie „Strömung, Strahl". Hinter dem Überbegriff „Rheuma" verbergen sich mehr als 400 verschiedene, zum Teil sehr seltene Krankheiten, die je nach Krankheitsbild in allen Altersgruppen auftreten können. Somit ist „Rheuma" nicht unbedingt ein Phänomen des Alters. Die rheumatischen Erkrankungen verursachen Beschwerden im Stütz- und Bewegungsapparat und befallen meist Gelenke und Knochen sowie Muskeln, Sehnen und deren Anhangsgebilde (Sehnenscheiden, Schleimbeutel). Es gibt aber auch Krankheitsbilder, die verschiedene innere Organe oder sogar die Haut betreffen.

Im klassischen Sinne verstehen die meisten Menschen unter „Rheuma" chronischen Schmerz im Bewegungsapparat und insbesondere in den Gelenken. Die Ursachen können dabei vielfältig sein. Wir unterscheiden degenerative Gelenkerkrankungen von entzündlichen Formen (sogenannte Arthritiden – Einzahl: Arthritis). Eine Übersicht dazu gibt Tabelle 1 (S. 10).

Ein klassisches Beispiel ist die Gicht, bei der es durch die Ablagerung von Harnsäurekristallen in den Gelenken zu einer Entzündungsreaktion kommt. Die häufigste entzündliche Gelenkerkrankung im Erwachsenenalter ist jedoch die Rheumatoide Arthritis (RA), früher auch als (primär) chronische Polyarthritis (PcP) bezeichnet. Die Erkrankung verläuft chronisch und in Schüben und führt unbehandelt zu irreversiblen Schäden in den Gelenken. Sie wurde erstmals 1800 von A. J. Landré-Beauvais beschrieben.

Abbildung 1: Arthritisches Gelenk

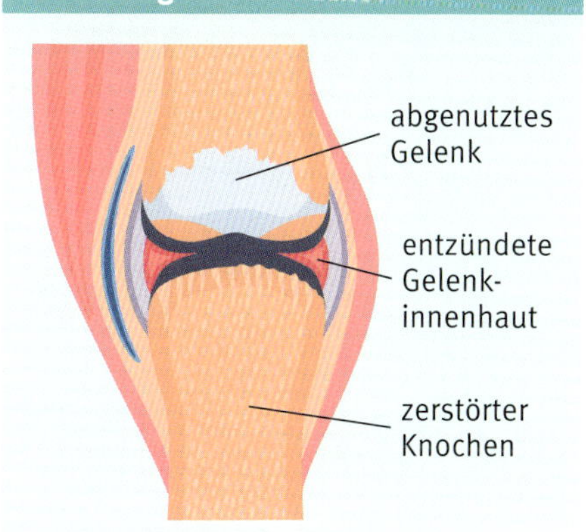

Tabelle 1: Ursachen rheumatischer Erkrankungen

Krankheitsbild	Charakteristika
Entzündliche Gelenkerkrankungen	
Rheumatoide Arthritis (RA)	v. a. Hand-, Finger-, Fußgelenke; positive „Rheuma-Serologie" Rheumafaktor (~ 75 %) sog. anti-CCP-Antikörper (~ 50–60 %)
Spondylarthritis (SpA) • axiale SpA (früher M. Bechterew) • periphere SpA 1. Psoriasis-Arthritis 2. Reaktive Arthritis 3. Arthritis bei entzündlichen Darmerkrankungen	 • Arthritis in der LWS, Darm-Kreuzbein-Gelenk • Arthritis anderer Gelenke 1. mit Schuppenflechte 2. nach Harnröhren- oder Magen-Darm-Infekten 3. bei Morbus Crohn, Colitis ulcerosa
Polymyalgia rheumatica	
Kristallarthropathie • Arthritis urica (Gicht) • Chondrokalzinose („Pseudogicht")	durch Ablagerung von Kristallen im Gelenk • Harnsäurekristalle • Calciumpyrophospat-Kristalle
Kollagenosen (Bindegewebserkrankungen)	
Systemischer Lupus erythematodes (SLE) Sklerodermie, Polymyositis/ Dermatomyositis, Sjögren-Syndrom, Sharp-Syndrom (Mischkollagenose), Antiphospholipid-Syndrom	Laborbefund sog. Antinukleäre Antikörper (ANA) positiv; je nach Schweregrad Entzündungen in Haut oder Organen (Niere, Lunge, Gelenke, Gehirn, Muskeln); Blutbildveränderungen, Thrombosen
Vaskulitiden (Gefäßentzündungen)	
Riesenzell-Arteriitis, Takayasu-Arteriitis, Formen der Polyangiitis, Kawasaki-Syndrom, Morbus Behcet, Goodpasture-Syndrom u. a. m.	Befall verschiedener Organsysteme mit sehr unterschiedlichem Schweregrad: Haut, Niere, Lunge, Nasennebenhöhlen, Augen, Gehirn
Degenerative Gelenkerkrankungen	
Arthrose	Finger (Heberden/Bouchard-Arthrosen), Daumen (Rhizarthrose), Wirbelsäule (Spondylarthrose), Knie (Gonarthrose), Hüfte (Coxarthrose), Schulter (Omarthrose)

Häufigkeit

Zirka 0,5 bis 1 % der mitteleuropäischen Bevölkerung leiden an einer RA. Die Erkrankung zeigt hinsichtlich der Altersverteilung zwei Gipfel: Der erste liegt in der 3.–4. Lebensdekade, ein zweiter Anstieg ist ab dem 60. Lebensjahr zu beobachten. Zwei Drittel der Betroffenen sind Frauen.

Krankheitsursache und Krankheitsentstehung

Die genauen Ursachen, welche eine RA auslösen, sind nicht vollständig geklärt. Man kennt mittlerweile jedoch verschiedene Risikofaktoren, welche die Entstehung der Krankheit begünstigen. Zudem weiß man sehr viel über die Prozesse, die bei der Entzündungsreaktion ablaufen, wenn die Krankheit einmal ausgebrochen ist. Aus diesem Wissen haben sich mittlerweile viele verschiedene therapeutische Ansätze in der modernen Medizin ergeben, mit denen die Erkrankungsaktivität sehr gut kontrolliert und bei vielen Patient:innen auch zum Stillstand (in die sogenannte Remission) gebracht werden kann.

Offensichtlich begünstigen bestimmte **genetische Faktoren** die Entstehung einer RA. Dazu zählen jene Merkmale, die unsere Körperzellen und unser Gewebe typisieren, der sogenannte Histokompatibilitätskomplex (MHC). Diese Eigenschaften werden, ähnlich den Blutgruppen, vererbt und im sogenannten HLA-System (Humanes Leukozyten-Antigen) eingeteilt. Unter der Vielzahl der dabei entstehenden Möglichkeiten ist eine Assoziation der RA mit Varianten des sogenannten HLA-DRB1-Gens nachgewiesen. Dieses genetische Risiko trägt aber nur bei 30 bis 50 % zur Entstehung der Erkrankung bei. Menschen mit diesem Gentypus (Allel) haben ein 2- bis 3-fach höheres Risiko an einer RA zu erkranken als Menschen mit einem anderen HLA-Typ. In einer Untersuchung unter eineiigen (genetisch identen) Zwillingen hat man beobachtet, dass bei Erkrankung eines der beiden Geschwister in 15–30 % der Fälle die zweite Person ebenfalls eine RA entwickelte. Damit muss es über das genetische Risiko hinaus jedenfalls noch andere Faktoren geben, die zur Entstehung und Auslösung einer Erkrankung beitragen. Diese können sehr vielschichtig sein und dürften von Umwelteinflüssen bis hin zu **Infektionen** mit Viren oder Bakterien reichen, die letztlich beim zufälligen Zusammentreffen diese chronische Entzündung auslösen. Es wurden beispielsweise vermehrt RA-Fälle nach einer Parodontitis (Zahnfleischentzündung) beschrieben. Auch der **Lebensstil** hat einen Einfluss, Raucher:innen haben ein rund 40 % höheres Risiko, an einer RA zu erkranken. Zudem erleiden sie auch meist einen aggressiveren Verlauf der Arthritis. Möglicherweise spielt auch die Darmflora eine Rolle bei der Entstehung.

Bei der RA handelt es sich um eine sogenannte Autoimmunreaktion. Dabei kommt es zu einer Art Fehlsteuerung im Immunsystem, wodurch in den Gelenken und den angrenzenden Strukturen eine Entzündung in Gang gesetzt wird, obwohl es dafür keinen Grund gibt. Normalerweise löst das Immunsystem eine Entzündungsreaktion zur Abwehr von Infektionen mit Viren, Bakterien oder anderen Krankheitserregern aus. Im Falle der RA werden körpereigene Gewebeanteile in den Gelenken fälschlich als fremd erkannt und damit wird gegen diese eine immunologische Reaktion gestartet. Da das Immunsystem über ein Gedächtnis verfügt, bleibt diese Fehlprogrammierung erhalten und die Erkrankung verläuft chronisch.

Moderne Medikamente geben uns zwar die Möglichkeit, die Krankheit zu stoppen, wir können die RA aber noch nicht heilen.

Die immunologischen Mechanismen sind vielfältig und sehr komplex, es kommt zum Zusammenspiel der verschiedensten Immunzellen (T-Lymphozyten, B-Lymphozyten, Makrophagen und anderen sogenannten antigenpräsentierenden Zellen, Granulozyten u. a. m.). Dabei werden von diesen auch zahlreiche Botenstoffe gebildet, sogenannte proinflammatorische Zytokine, die ihrerseits den Entzündungsvorgang verstärken. Von diesen Botenstoffen sind mittlerweile einige identifiziert, die gezielte Neutralisation dieser Zytokine ist heute ein wesentlicher Therapieansatz bei der Behandlung der RA.

Das Krankheitsbild

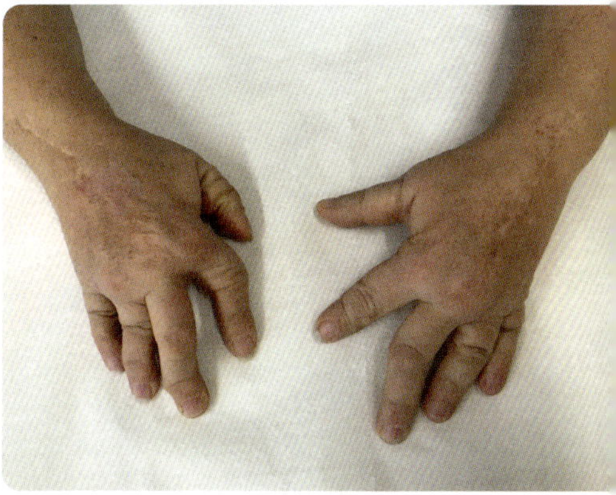

RA nach jahrzehntelanger Dauer. Aufgrund moderner Therapieansätze können solche Verläufe heute meist verhindert werden.

Grundsätzlich kann jedes Gelenk im Rahmen einer RA von einer Entzündung betroffen sein. Typischerweise ist es aber der Befall der Finger- und Handgelenke bzw. der Zehengelenke, meist symmetrisch, also an beiden Händen und/oder Füßen, der zu typischen Krankheitsbildern mit durch die Gelenkschädigung entstehenden Fehlstellungen führt.

Die Beschwerden beginnen schleichend mit Schmerzen und dem Gefühl der Steifigkeit in den Fingergelenken, meist ausgeprägter in den Morgenstunden. Oft äußert sich dies durch ein Faustschlussdefizit. Frühmorgens ist die entzündliche Aktivität meist höher, die Beschwerden bessern sich dann tagsüber etwas. Zu Beginn der Erkrankung sind Schwellungen kaum sichtbar, betroffene Frauen bemerken aber oft, dass sie Ringschmuck nicht mehr anstecken oder abnehmen können. Die Beschwerden sind es, welche die Patient:innen dann zum Arzt bzw. zur Ärztin führen. Bei den **Laboruntersuchungen** können erhöhte Entzündungswerte (Blutsenkungsgeschwindigkeit, C-reaktives Protein) sowie erhöhte Rheumafaktoren (RF) und/oder sogenannte Antikörper gegen citrullinierte Peptide (anti-CCP/ACPA) gefunden werden. Zu Beginn der Erkrankungen weist jedoch nur die Hälfte der Betroffenen positive Rheumafaktoren auf, im Laufe der Erkrankung sind es dann letztlich ca. 75 %. Das bedeutet im Umkehrschluss, dass dieses Krankheitsbild trotz negativer immunologischer Befunde vorliegen und diagnostiziert werden kann. Die Diagnosestellung richtet sich in erster Linie nach dem Befallsmuster, dem sogenannten klinischen Bild. Wir wissen aber, dass Betroffene, bei denen Rheumafaktor und/oder anti-CCP-Antikörper nachweisbar sind, einen aggressiveren Krankheitsverlauf aufweisen. Damit ist das Risiko für Gelenkschäden höher als bei einer sogenannten „seronegativen“ RA.

Die **Diagnose** wird vorwiegend durch das Beschwerdebild gestellt, Laboruntersuchungen und bildgebende Verfahren (Röntgen, Ultraschall, eventuell Magnetresonanztomographie/MRT) sind ergänzende Untersuchungen.

Unbehandelt führt die RA innerhalb weniger Jahre zu ausgeprägten Gelenkzerstörungen, die neben den chronischen Schmerzen zu entsprechenden Funktionseinbußen bis hin zur Behinderung führen können. Die Erkrankung kann sich auch auf viele Gelenke ausdehnen, daher der früher gebräuchliche Name „Polyarthritis“. Sogar das Kiefergelenk kann in Mitleidenschaft gezogen werden, was zu starken Schmerzen beim Kauen bis hin zu Kiefersperren führen kann.

Als **Komplikation** der RA ist eine Entzündung im Bereich der Halswirbelsäule gefürchtet, die zur Instabilität insbesondere zwischen dem 1. und 2. Halswirbelkörper führen kann. Eine Folge daraus kann eine hohe Querschnittslähmung oder gar der plötzliche Tod durch eine Art Genickbruch sein. Daher ist es insbesondere bei langjährig bestehender Erkrankung wichtig, auch diese Skelettabschnitte radiologisch zu kontrollieren.

Therapiemöglichkeiten

Wie grundsätzlich in der Medizin unterscheiden wir zwischen nicht-medikamentösen und medikamentösen Therapieansätzen. Beide sind immer in Kombination unerlässlich, um Krankheitsfolgen zu verhindern und die Lebensqualität bestmöglich zu erhalten. Neben Schmerzfreiheit und Stillstand der Entzündung sind natürlich der Erhalt der Gelenke und ihrer Funktionalität die obersten Ziele.

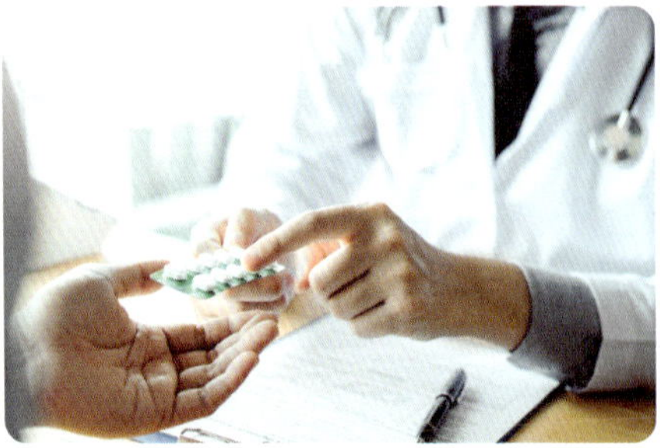

Medikamentöse Therapien

Wir unterscheiden zum einen die Gruppe der **schmerzlindernden (analgetischen) Medikamente** mit keiner oder geringer entzündungshemmender Wirkung, die vor allem die nicht-steroidalen Rheumatika (NSAR) umfassen. Daneben sind nach wie vor **Corticosteroide** („Cortison“) unverzichtbar in der raschen Behandlung von akuten entzündlichen Schüben. Die dritte und wichtigste Säule der medikamentösen Therapie bilden die sogenannten **krankheitsmodulierenden Medikamente** (auch **Basistherapie** oder DMARDs genannt, aus dem engl. Disease Modifying Antirheumatic Drugs), die durch ihre starke entzündungshemmende Wirkung die Arthritis im günstigsten Fall zum Stillstand bringen und letztlich auch keine Einnahme von Cortison mehr erforderlich machen. Unter diesen krankheitsmodulierenden Medikamenten unterscheiden wir sogenannte konventionelle Therapien von den neu als zielgerichtete Therapie entwickelten **Biologica**. Diese biotechnologisch hergestellten Substanzen neutralisieren die zuvor genannten, im Entündungsprozess zentralen proinflammatorischen Zytokine oder eliminieren Entzündungszellen und unterbrechen so den Entzündungsprozess und stoppen die Arthritis. Einen neuen Ansatz stellen die sogenannten **Janus-Kinase-Hemmer (JAKibs)** dar. Diese Medikamente sind kleine Moleküle („small molecules“), welche in die Immunzellen eindringen und dort Signalwege unterbrechen, die zur Aktivierung der Entzündungsreaktion führen würden.

In Tabelle 2 sind die derzeit verfügbaren Basistherapien (DMARDs) zusammengefasst.

Tabelle 2: DMARDs

Konventionelle Basistherapien/DMARDs
Methotrexat, Sulfasalazin, Leflunomid (Hydroxychloroquin, Cyclosporin A)
„Biologicals“ (Eiweißmoleküle gegen Botenstoffe oder Zellen)
Blockade der Wirkung von • Tumor-Nekrose-Faktor-α (Adalimumab, Certolizumab, Etanercept, Golimumab, Infliximab) • Interleukin-1 (Anakinra) • Interleukin-6 (Tocilizumab, Sarilumab) • T-Zellen (Abatacept) • B-Zellen (Rituximab)
Synthetische DMARDs, „Small molecules“
Hemmung von Janus-Kinasen (Baricitinib, Filgotinib, Tofacitinib, Upadacitinib)

Nicht-medikamentöse Therapien

Hier sind vor allem **physikalisch-therapeutische Maßnahmen** zu nennen, die neben der Symptomlinderung auch funktionserhaltende Effekte haben. Insbesondere für die Hand- und Fingergelenke ist diese Art der Behandlung zur Verbesserung der alltagsrelevanten Beweglichkeit und Kraft von Bedeutung. Bewegungstherapiepläne können für alle betroffenen Gelenke erstellt werden. Natürlich

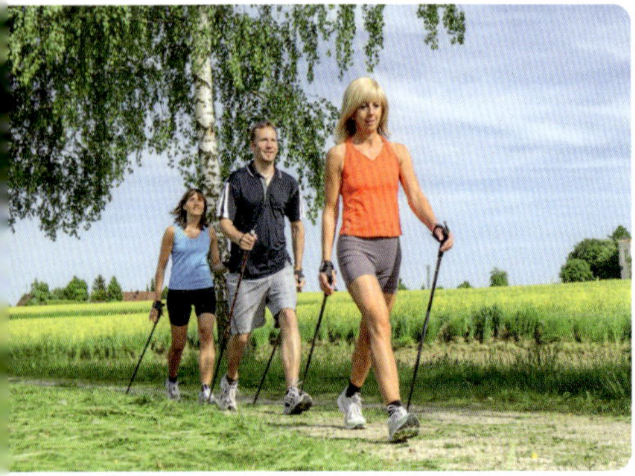

hat auch bei Menschen mit Arthritis eine Sport- und Trainingstherapie eine gesundheitsfördernde Wirkung. Die übermäßige Belastung von akut entzündeten Gelenken soll zwar vermieden werden, aber grundsätzlich gilt auch hier die Regel „Leben heißt Bewegen". Ein Training ist daher unter ärztlicher oder physiotherapeutischer Anleitung ratsam. Generell ist körperliche Betätigung mit gleichmäßigen Bewegungsformen (z. B. Nordic Walking, Radfahren, Schwimmen), ohne übermäßige Druckbelastung auf betroffene Gelenke günstig. In akuten Phasen können auch spezielle lokale Therapieformen auf einzelne Gelenke angewendet werden: etwa Kryotherapie (Kälteanwendungen), Iontophorese (Medikamente werden mit Strom unter die Haut gebracht), Ultraschall u. a. m. Darüber hinaus ist die **Ergotherapie** (Schienen, Hilfsmittel u. a. m.) eine weitere wesentliche Behandlungsform, um die Gelenke vor Fehlbildungen oder Überlastungen zu schützen. Insbesondere Schienen, sofern sie richtig angepasst und regelmäßig getragen werden, wirken Deformierungen entgegen und verbessern auch die Kraft. Hilfsmittel dienen auch dazu, im fortgeschrittenen Stadium die Alltagsfunktionen zu verbessern und damit die Aktivitäten des täglichen Lebens besser zu bewältigen. Sehr gute Tipps mit Videoanleitung findet man unter der Internetadresse *www.gelenkschutz.at*.

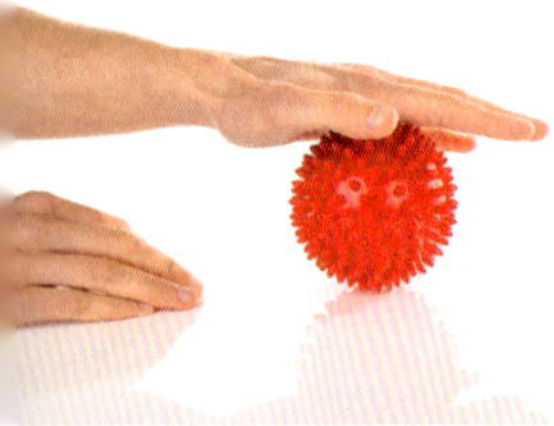

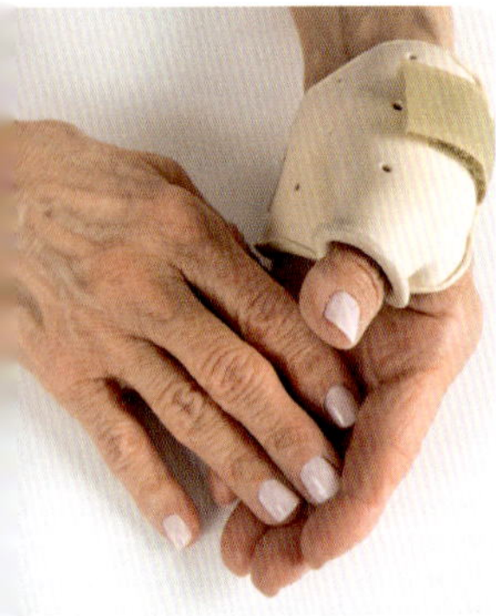

Viele Menschen mit jahrelanger RA und chronischen Schmerzen leiden auch unter chronischer Müdigkeit (sogenanntes Fatigue-Syndrom) oder Depressionen. Antidepressiva werden in der Medizin auch bei chronischen

Schmerzzuständen eingesetzt, da diese die Schmerzschwelle im Gehirn verändern. Dies gilt für jene Situationen, in denen der Schmerz sich „verselbständigt" hat und somit seine Funktion als Warnsignal verliert. Das Gehirn hat eine Art „Schmerzgedächtnis". Daher sind auch bei diesen Beschwerden ergänzende psychotherapeutische und verhaltenstherapeutische Ansätze hilfreich und zielführend. Dies kann aber nicht die zur Behandlung der RA unbedingt erforderliche und oben erwähnte entzündungshemmende Basistherapie (DMARD) ersetzen.

Wenn Gelenke irreversibel geschädigt sind und schwere Funktionseinbußen und/oder therapieresistente Schmerzen bestehen, werden letztlich auch orthopädisch-chirurgische Behandlungsmöglichkeiten in Betracht gezogen (Gelenkersatz, operative Stabilisation etc.). Daraus ergibt sich natürlich, dass Übergewicht insbesondere für die gewichtstragenden Gelenke (Hüfte, Knie, Sprunggelenke, Füße) ein zusätzlich schädlicher Faktor ist. Demnach ist hier ein weiteres wichtiges Argument für eine **gesunde Ernährung** gegeben.

Begleiterkrankungen der Rheumatoiden Arthritis

Die RA hat insbesondere unbehandelt oder unzureichend therapiert zahlreiche Auswirkungen auf den generellen Gesundheitszustand des Organismus. Eine nicht oder unzureichend behandelte RA kann die Lebenserwartung um bis zu 10–15 Jahre verkürzen. Die Folge sind weitere Begleiterkrankungen (Komorbiditäten). So besteht beispielsweise bei Patient:innen mit RA und hoher Krankheitsaktivität ein erhöhtes Risiko für Tumoren des lymphatischen Systems (Lymphome) im Vergleich zur Normalbevölkerung. Darüber hinaus wissen wir auch, dass durch chronisch entzündliche Zustände das Risiko für **Herz-Kreislauf-Erkrankungen**, insbesondere für Herzinfarkte und Schlaganfälle, deutlich steigt. Daher sollten für Menschen, die an einer RA leiden, ein gesunder Lebensstil (ausreichende körperliche Aktivität, Nikotinverzicht usw.) und besonders die Ernährung einen hohen Stellenwert haben.

Zwei weitere wesentliche Komorbiditäten im Rahmen der RA, die auch mit zunehmendem Alter der Betroffenen einhergehen, sind die **Osteoporose** (Knochenschwund) und die **Sarkopenie** (Verlust an Muskelmasse). Beide Erkrankungen können eine wesentliche Bedrohung für Mobilität und Selbstständigkeit der Betroffenen darstellen.

Die Osteoporose

Die Osteoporose, auch als Knochenschwund oder Knochenbruchkrankheit bezeichnet, entsteht durch den Verlust an Knochenmasse sowie Veränderungen der Knochenarchitektur. Daraus resultiert eine abnehmende Knochenfestigkeit mit einem höheren Risiko für Brüche (Frakturen). Die Gründe dafür sind vielfältig.

Abbildung 2: Gesunder und osteoporotischer Knochen

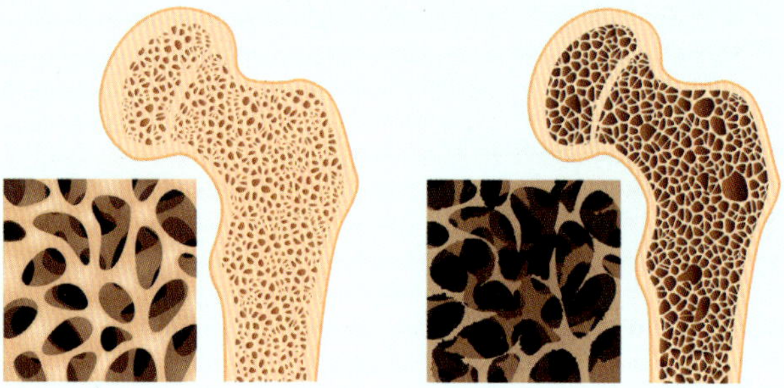

Gesunder Knochen Osteoporose

Ab dem 30.–40. Lebensjahr beginnen wir, langsam an Knochenmasse zu verlieren (0,5–1 % pro Jahr). Frauen sind in dieser Hinsicht besonders nach dem Wechsel gefährdet. Der Abfall des Östrogens ist dabei die Hauptursache, da dieses Hormon hemmend auf den Knochenabbau wirkt.

Früher wurde die Osteoporose nur durch die Knochenmineraldichte („Knochendichte“) definiert, die man mittels eines radiologischen Verfahrens, der Dualen Röntgen-Absorptionsdenistometrie (DXA; „Knochendichtemessung“), bestimmen kann. Dabei wird aber nur der Kalziumgehalt im Knochen erfasst. Heute wissen wir, dass auch viele andere Faktoren die Knochenfestigkeit und damit das Frakturrisiko bestimmen. So haben zwei Personen mit der gleichen Knochendichte je nach Alter ein völlig unterschiedliches Risiko, einen osteoporotischen Bruch zu erleiden. Tabelle 3 gibt einen Überblick über einige dieser zusätzlichen Risikofaktoren. Letztlich entscheidet der Arzt bzw. die Ärztin anhand der gemessenen Dichtewerte und der zusätzlichen Faktoren, ob eine spezifische Osteoporose-Therapie erforderlich ist.

Tabelle 3: Risikofaktoren für osteoporotische Frakturen

Krankheiten mit erhöhtem Risiko
• Diabetes mellitus Typ I • Rheumatoide Arthritis • Spondylitis ankylosans (Morbus Bechterew) • Chronisch obstruktive Lungenerkrankung (COPD) • Primärer Hyperparathyreoidismus (Überfunktion der Nebenschilddrüse) • Hyperthyreoidismus (Überfunktion der Schilddrüse) • Bestehende Wirbelkörpereinbrüche • Zöliakie (Glutenunverträglichkeit) • Wiederholte Stürze • 3 niedrigtraumatische Frakturen (Stürze aus geringer Höhe) in den letzten 10 Jahren • Hüftnahe Frakturen („Oberschenkelhals"-Bruch) bei einem Elternteil
Lebensstil
• Alkohol • Rauchen • Übergewicht • Untergewicht; Mangelernährung • Vitamin-D-Mangel(-Ernährung) • Immobilität
Medikamente
• Glukokortikoid („Cortison")-Therapie (Prednisolon) • Inhalative Cortisontherapie • Protonenpumpeninhibitoren („Magenschutz") • Antidepressiva • Antiepileptika • Hormonablative Therapie (z. B. bei Brustkrebs, Prostatakrebs) • Glitazone

Der Knochenstoffwechsel

Das zusätzlich erhöhte Risiko für Osteoporose bei der RA ergibt sich aus dem Umstand, dass viele der oben erwähnten entzündungsfördernden Botenstoffe die sogenannten Osteoklasten aktivieren. Osteoklasten sind Zellen, die den Knochen abbauen. Wir wissen heute, dass die Zerstörung der Gelenke vor allem auch durch die Aktivierung der Osteoklasten verursacht wird. Aber natürlich führt dies auch generell zum vermehrten Abbau des Skelettknochens im Rahmen der RA. Durch den schubhaften Verlauf müssen viele Patient:innen immer wieder Corticosteroide („Cortison") einnehmen, die wiederum die Entstehung der Osteoporose fördern. Es gibt selbstverständlich auch zahlreiche Medikamente zur Behandlung der Osteoporose, auf die einzugehen hier aber den Rahmen sprengen würde. Grundsätzlich gibt es Arzneien, die den Knochenabbau hemmen (antikatabole oder auch antiresorptive Wirkung), und Medikamente, welche die Knochenneubildung stimulieren (anabole Wirkung).

Das Skelett wird, ebenso wie viele andere Gewebe im Körper, während des Lebens ständig „renoviert". Dabei wird kontinuierlich alter Knochen durch die sogenannten Osteoklasten abgebaut und neues Gewebe durch Osteoblasten gebildet. Das Grundgerüst des Knochens besteht aus Bindegewebe, das hauptsächlich Kollagen enthält. In dieser Form wäre der Knochen weich und biegsam, vergleichbar mit Gummi. Seine Festigkeit erhält der Knochen erst durch Einlagerung von **Kalzium** (in Form von Calcium-Phosphat). 99 % des gesamten Kalziums im menschlichen Körper sind in den Knochen und den Zähnen gebunden. Daher ist es wichtig, unseren Organismus ausreichend mit Kalzium zu versorgen, vorzugsweise über unsere Ernährung.

Für die Aufnahme des Kalziums aus der Nahrung und den Einbau in den Knochen benötigt der Körper auch ausreichend **Vitamin D**. Nur 10 % des Vitamin D, das wir benötigen, nehmen wir mit der Nahrung auf, 90 % werden in der Haut gebildet. Dafür ist aber die UV-Strahlung des Sonnenlichts erforderlich. In den Wintermonaten ist die Sonneneinstrahlung in unseren Breiten jedoch zu gering, damit die Haut ausreichend Vitamin D bilden kann. Daher sind wir gerade in den Jahreszeiten mit kürzeren Tagen (Herbst, Winter) gefährdet, einen Vitamin-D-Mangel zu entwickeln. Der richtige Speiseplan ist auch hier von zentraler Bedeutung. Und letztlich lässt sich der Knochen, ähnlich wie der Muskel, auch trainieren. Daher ist körperliche Aktivität unerlässlich.

Sarkopenie

Die Sarkopenie ist der altersbedingte Verlust an Muskelmasse. Dieser setzt etwa in der fünften Lebensdekade ein und nimmt mit fortschreitendem Alter zu. Verliert man zu Beginn ca. 8 % der Skelettmuskelmasse alle 10 Jahre, so verdoppelt sich dieser Verlust ab dem 70. Lebensjahr auf ca. 15 % pro Dekade. Ist ein gewisses Maß an Muskulatur unterschritten, treten rasch entsprechende Funktionseinbußen auf. Das Aufstehen aus einem Sessel ist nicht mehr möglich, die Bewältigung von wenigen Stufen wird zur großen Schwierigkeit, die Betroffenen verlieren rasch an Mobilität und sind im Falle von akuten Erkrankungen gefährdet, bettlägerig und damit pflegebedürftig zu werden.

Abbildung 3: Muskelstruktur bei Sarkopenie

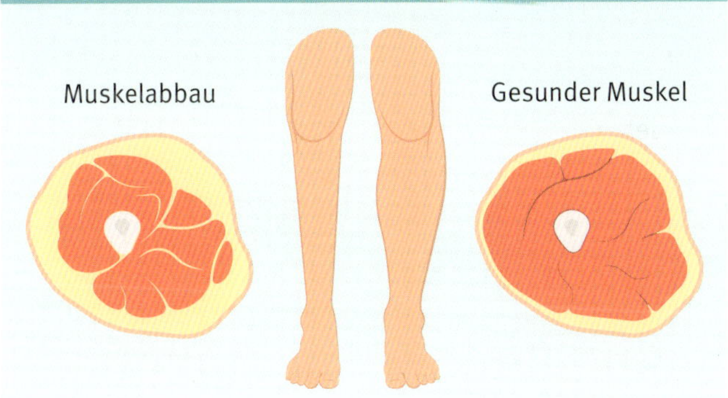

Die Ursachen der Sarkopenie sind vielfältig (Abbildung 1). Neben den verschiedenen Alterungsprozessen (Abbau von Nervenfasern, schlechtere Durchblutung u. a. m.) sind es vor allem chronisch entzündliche Zustände (insbesondere die bereits erwähnten proinflammatorischen Zytokine wie TNF-α, IL-6), Eiweißmangel und Vitamin-D-Mangel, welche bei der Entwicklung der Sarkopenie die Hauptfaktoren darstellen. Darin begründet sich auch das erhöhte Risiko für Menschen mit RA, sarkopen zu werden.

Abbildung 4: Ursachen der Sarkopenie

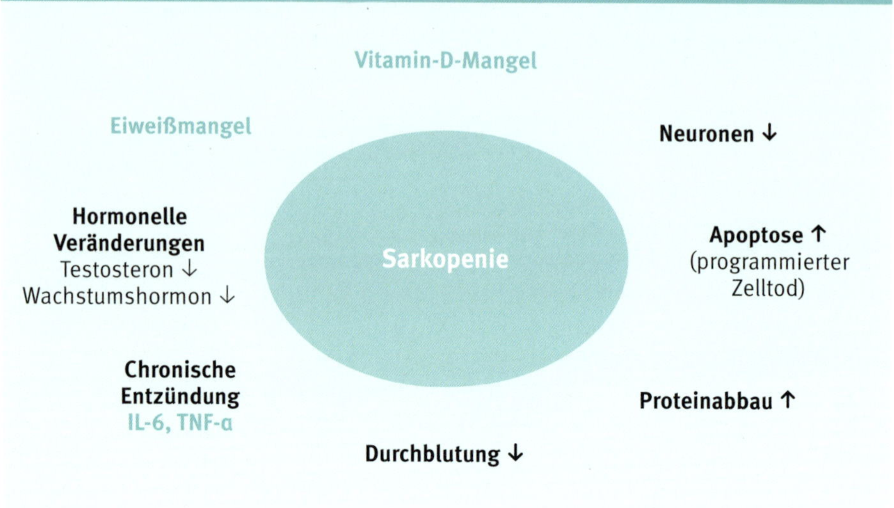

Trotz der vielen medikamentösen Möglichkeiten in der Medizin ist **Krafttraining** nach wie vor die einzige Therapiemöglichkeit, um der Sarkopenie vorzubeugen beziehungsweise sie zu behandeln. Dabei wird Krafttraining dreimal wöchentlich empfohlen, beginnend mit 40 % der Maximalkraft und sich langsam steigernd. Dieses sollte insbesondere zu Beginn unter professioneller Anleitung erfolgen. Ab dem 50. Lebensjahr bekommt Krafttraining in dieser Hinsicht einen höheren Stellenwert als Ausdauertraining. Aber auch Ausdauer ist wichtig für die Leistungsfähigkeit unseres Herz-Kreislauf-Systems und sollte daher nicht vergessen werden. In der Ernährung ist eine **ausreichende Eiweißzufuhr** unerlässlich, um den Muskelaufbau zu fördern. Die Empfehlungen für ältere Menschen liegen bei 1,2 g Eiweiß pro kg Körpergewicht und Tag. Eiweiß soll vor allem nach dem Training zugeführt werden, damit es besser für den Muskelaufbau verwertet werden kann.

Aus den oben erwähnten Aspekten zeigt sich die Bedeutung der qualitativen und quantitativen Zusammensetzung unserer Mahlzeiten. Daher ist nicht nur die Medizin, sondern auch unser Lebensstil für die Erhaltung unserer Gesundheit wichtig.

ERNÄHRUNG BEI RHEUMATOIDER ARTHRITIS

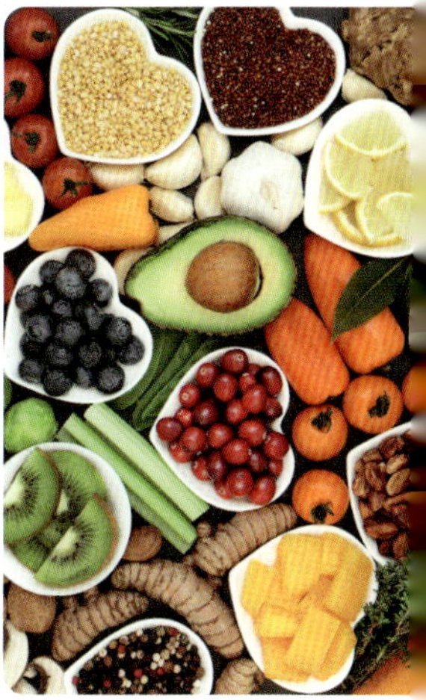

Eine Ernährungstherapie kann dabei unterstützen, Schmerzen zu lindern, längere schubfreie Intervalle zu erreichen und sogar bis zu einem gewissen Grad die benötigten Medikamente zu reduzieren.

Eine Dosisveränderung der Medikamente führen Sie bitte nie selbst durch! Wenden Sie sich an Ihren Arzt bzw. Ihre Ärztin!

Ziele einer Ernährungstherapie bei Rheumatoider Arthritis:

- entzündungsfördernde Faktoren vermindern
- entzündungshemmende Faktoren fördern
- Entzündungsreaktionen durch optimale Antioxidantien kontrollieren
- Osteoporoseprophylaxe
- Begleitende Nahrungsmittelunverträglichkeiten erkennen und behandeln
- Skelettmuskulatur erhalten, Mangelernährung vorbeugen
- Prävention von Arteriosklerose

Wichtig

Jegliche einseitige Diäten sind abzulehnen, da durch sie das Risiko, einen Nährstoffmangel zu entwickeln, erhöht ist.

Einflussnahme von Ernährung auf das Entzündungsgeschehen

Verhältnis der Fettsäuren

Eicosanoide sind Entzündungsmediatoren, also entzündungsfördernde Stoffe. Zu ihnen zählen Prostaglandine der Serie 2 und Leukotriene der Serie 4. Sie entstehen aus Arachidonsäure (AA), die zur Familie der mehrfach ungesättigten Omega-6-Fettsäuren gehört. Arachidonsäure kann unser Körper selbst aus Linolsäure bilden, die wir durch pflanzliche Lebensmittel aufnehmen, z.B. durch Distelöl, Maiskeimöl oder Kürbiskerne (siehe Tabellen 5 und 6). Die Umwandlungsrate ist jedoch relativ gering, darum bitte keine Scheu vor linolsäurereichen Lebensmitteln! Ausschlaggebend für die Bildung von entzündungsfördernden Stoffen ist vielmehr die direkte Zufuhr von Arachidonsäure, nämlich durch tierische Fette (siehe Tabelle 4).

Gegenspieler der Arachidonsäure sind die Eicosapentaensäure (EPA) und Docosahexaensäure (DHA) aus der Familie der mehrfach ungesättigten Omega-3-Fettsäuren. Diese hemmen auf verschiedenem Wege die entzündungsfördernden Faktoren. Einerseits dämmen sie die Umwandlung von Linolsäure zu Arachidonsäure ein, da beide (AA und EPA) das gleiche Enzym benötigen, um umgewandelt zu werden. Wenn viel α-Linolensäure vorhanden ist, tendiert das Enzym eher dazu, EPA herzustellen als AA. EPA und DHA werden nicht nur aus α-Linolensäure hergestellt, sondern können auch direkt über fettreiche Fische zugeführt werden.

Abbildung 5: Eicosanoidbildung (modifiziert nach Goldberg & Katz 2007)

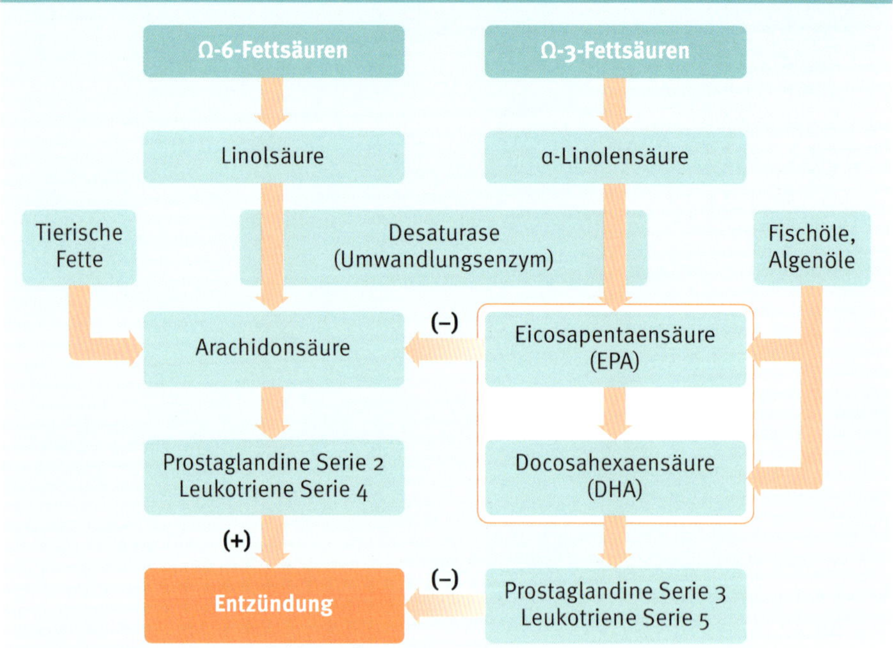

Der zweite entzündungshemmende Weg besteht darin, dass EPA und DHA selbst Ausgangsstoffe für entzündungshemmende Faktoren sind (Prostaglandine Serie 3 und Leukotriene Serie 5) und so Entzündungen direkt positiv beeinflussen.

Arachidonsäure reichert sich in den Zellmembranen an. Je mehr Arachidonsäure vorhanden ist, desto mehr entzündungsfördernde Substanzen werden daraus gebildet. Demnach sollten fettreiche tierische Lebensmittel gemieden werden. Bei Umstieg auf eine vegetarische Kost ist der positive Effekt natürlich noch größer.

Bonus

Indem Sie tierische Lebensmittel reduzieren und stattdessen mehr pflanzliche Nahrung in Ihren Essalltag einbauen, verkleinern Sie auch Ihren CO_2-Abdruck – eine Wohltat für unseren Planeten!

Tabelle 4: Gehalt an Arachidonsäure in ausgewählten Lebensmitteln

Lebensmittel	Arachidonsäure (mg pro 100 g Lebensmittel)
Schweineschmalz	1700 mg
Schweineleber	491 mg
Schweinespeck, durchwachsen	250 mg
Brathuhn	226 mg
Eigelb	210 mg
Butter	113 mg
Schweineschinken gekocht	50 mg
Rindfleischfilet	32 mg
Kuhmilch 3,6 % Fett	4 mg

Neben der Reduktion der Arachidonsäurezufuhr (max. 50 mg pro Tag) sollten im Gegensatz dazu vermehrt Omega-3-fettsäurereiche Lebensmittel eingebaut werden.

Der Omega-3-Fettsäuregehalt alleine ist nicht ausschlaggebend, sondern vielmehr das Verhältnis von Omega-6 zu Omega-3. Dieses Verhältnis sollte laut den D-A-C-H-Referenzwerten 5:1 nicht überschreiten. Die tatsächliche Zufuhr in der gesunden, erwachsenen österreichischen Bevölkerung liegt jedoch weit darüber. Die fett markierten Lebensmittel in der folgenden Tabelle heben jene Öle hervor, die zu bevorzugen sind. Für die warme Küche eignet sich zum Braten somit raffiniertes Rapsöl am besten. Tierische Fette und auch Kokosöl fördern aufgrund ihrer Fettsäurezusammensetzung den Entzündungsprozess und sind deshalb ungeeignet. Für die kalte Küche, wie Salate oder auch Porridge, eignen sich am besten Leindotteröl, Leinöl, Hanföl und Walnussöl.

Tabelle 5: Fettsäuremuster von ausgewählten Ölen und Streichfetten

100 g Lebensmittel	Omega-6-Fettsäuren (größtenteils Linolsäure)	Omega-3-Fettsäuren (größtenteils Linolensäure)
Leindotteröl	18 mg	**37 mg**
Leinöl	14,7 mg	**58 mg**
Distelöl	76,7 mg	0,3 mg
Hanföl	58 mg	**16 mg**
Rapsöl	19 mg	**8 mg**
Sojaöl	52,9 mg	7,7 mg
Olivenöl	9 mg	1 mg
Walnussöl	61,1 mg	**13 mg**
Sonnenblumenöl	63 mg	0,2 mg
Maiskeimöl	55,5 mg	0,9 mg
Distelöl	76,7 mg	0,3 mg
Kürbiskernöl	49 mg	0,2 mg
Feste Fette		
Butter	1,2 mg	0,5 mg
Margarine	17,1 mg	2,6 mg
Kokosöl	1,7 mg	0 mg
Schmalz	11 mg	1 mg

Auch Nüsse, Samen und Kerne sind wertvolle Fettträger. Die fett markierten Lebensmittel in der folgenden Tabelle sind zu bevorzugen, da sie ein optimales Verhältnis von Omega-6 zu Omega-3 aufweisen. Salaten, Suppen, Desserts, Porridge oder belegten Broten können mit Walnüssen, Hanfsamen, Leinsamen oder Chiasamen Omega-3-Boosts verschafft werden.

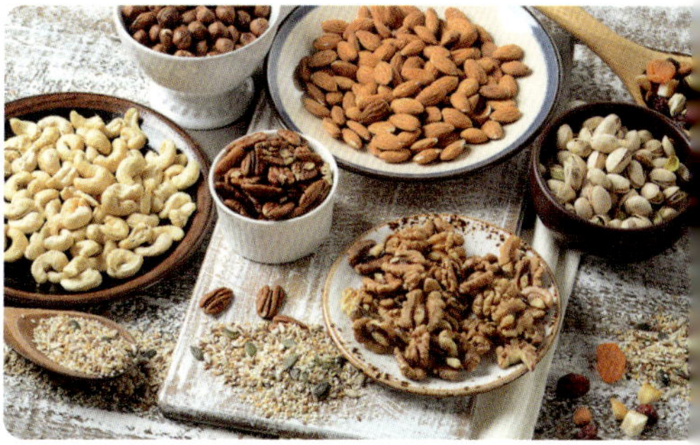

Tipp

Chia- und Leinsamen sind von der Zusammensetzung her sehr ähnlich. Der Unterschied: Chiasamen werden aus Mittel- und Südamerika importiert, Leinsamen sind auch bei uns in Mitteleuropa heimisch. Um unseren Planeten nicht zu sehr zu belasten, setzen Sie deshalb lieber auf die regionalen Leinsamen.

Tabelle 6: Fettsäuremuster von ausgewählten Nüssen, Samen und Kernen

100 g Lebensmittel	Omega-6-Fettsäuren (größtenteils Linolsäure)	Omega-3-Fettsäuren (größtenteils Linolensäure)
Walnüsse	42 mg	**10,2 mg**
Hanfsamen	19 mg	**3,1 mg**
Leinsamen	5,4 mg	**20,2 mg**
Chiasamen	5,7 mg	**18,5 mg**
Haselnüsse	6,4 mg	0,1 mg
Mandeln	11,5 mg	0 mg
Erdnüsse	13,8 mg	0,5 mg
Kürbiskerne	18,9 mg	0 mg
Sonnenblumenkerne	16,7 mg	0,03 mg

Die wertvollen Omega-3-Fettsäuren EPA und DHA können wir in nennenswerten Mengen nur durch fettreichen Fisch und Mikroalgen zu uns nehmen. Nach den D-A-C-H-Empfehlungen sollten wir zweimal pro Woche Fisch essen. Auch hier können wir auf mehr Nachhaltigkeit achten. Unsere Ozeane sind bereits überfischt und das Ökosystem dadurch bedroht. Die Herstellung von Mikroalgenölen benötigt viel Energie und Wasser, schont jedoch den Fischbestand.

Die Supplementierung von EPA und DHA zur Linderung von Schmerzen und Reduktion des Medikamentenbedarfs bei Rheumatoider Arthritis ist wissenschaftlich gesichert. Eine Reduktion der Zufuhr an Arachidonsäure (max. 50 mg pro Tag), gemeinsam mit der Einnahme von EPA- und DHA-Supplementen, stellte sich als wirksam heraus. Eine Besserung der Symptome kann nach 3 Monaten erwartet werden.

Tabelle 7: Fettsäuremuster von Fischen

100 g Lebensmittel	Omega-6-Fettsäuren (größtenteils Linolsäure)	Omega-3-Fettsäuren (größtenteils EPA + DHA)
Lachs	886 mg	300 mg
Hering	153 mg	62 mg
Makrele, gegart	186 mg	273 mg
Forelle, gegart	269 mg	48 mg
Kabeljau	15 mg	4 mg
Aal, geräuchert	1436 mg	770 mg

Was heißt das nun für Ihre Ernährung im Alltag?

- Reduktion fettreicher, tierischer Lebensmittel, da sie reich an Arachidonsäure sind (= entzündungsfördernd): so wenig Fleisch und Fleischprodukte wie möglich – **am besten vegetarische Kost**
- Lebensmittel, die reich an Omega-3-Fettsäuren sind, einbauen: Walnüsse und -öl, Leinsamen und -öl, Hanfsamen und -öl, Rapsöl
- zweimal pro Woche Fisch einplanen (z. B. Lachs, Hering, Makrele) oder Fischöl- bzw. Algenölsupplemente einnehmen, jedoch nur mit ärztlicher Verordnung. Für die optimale Dosierung wenden Sie sich am besten an eine:n Diätolog:in und Ihre:n Arzt/Ärztin.

Entzündungsreaktionen durch optimale Antioxidantien kontrollieren

Freie Radikale & Antioxidantien

Als freie Radikale werden Atome, Moleküle oder Ionen mit einem oder mehreren ungepaarten Elektronen verstanden. Sie können Entzündungsreaktionen aktivieren und zu Zellschäden bis hin zur Tumorentstehung führen. Freie Radikale können durch körpereigene Vorgänge oder durch exogene Faktoren, wie z. B. Zigarettenrauch, entstehen. Sie sind per se nicht schädlich, wenn ein ausgewogenes Verhältnis zwischen Faktoren, die die Entstehung von freien Radikalen begünstigen, und antioxidativen Schutzmechanismen besteht. Zu den Antioxidantien gehören bestimmte Enzyme, Vitamine, sekundäre Pflanzenstoffe und indirekt auch Mineralstoffe. Die bedeutendsten Antioxidantien in unserer Nahrung sind: Vitamin E, Vitamin C, Vitamin A bzw. die Vorstufe β-Carotin. Selen und Zink wirken indirekt als Antioxidantien, da sie Bestandteile von wichtigen Enzymen sind, die freie Radikale unschädlich machen.

Abbildung 6: Begünstigende Faktoren zur Bildung freier Radikale (modifiziert nach Kasper & Burghart, 2014)

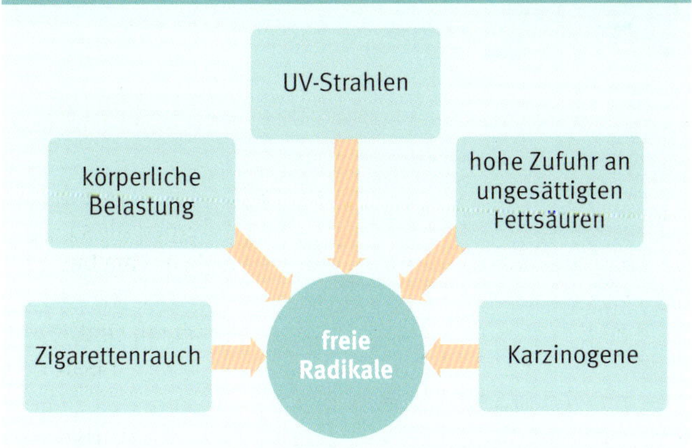

Die Entzündungskaskade bei Rheumatoider Arthritis wird nicht nur durch die aufgenommene Arachidonsäure angestoßen, sondern auch durch freie Radikale. Durch deren Einfluss entstehen Lipidperoxide, die ein Enzym aktivieren, das Arachidonsäure aus den Zellen freisetzt.

Mit der antioxidativen Abwehr können freie Radikale unschädlich gemacht werden. Dies funktioniert wie folgt: Elektronen müssen immer als Paar auftreten. Da freie Radikale ungepaarte Elektronen aufweisen, werden sie unschädlich gemacht, indem ein Antioxidans (Vitamin E) dem freien Radikal das fehlende Elektron abgibt. Dadurch wird das Antioxidans selbst zum freien Radikal. Nun kommt ein weiteres Antioxidans (Vitamin C) und gibt dem neu entstandenen Radikal ein Elektron ab, um es unschädlich zu machen. Dieser Prozess setzt sich mithilfe von verschiedenen Enzymen so lange fort, bis das freie Radikal abgebaut und unschädlich gemacht wurde.

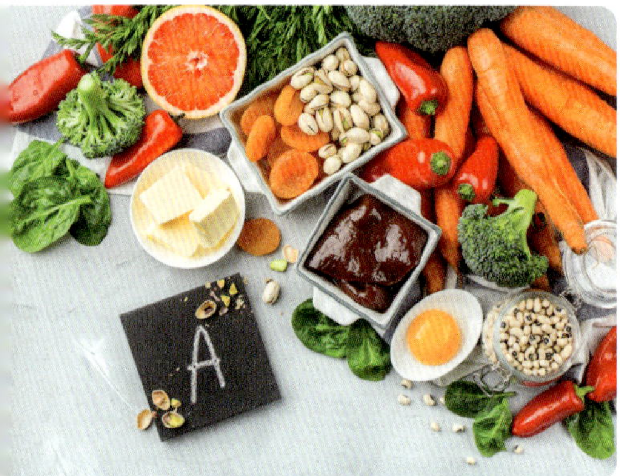

Vitamin A und β-Carotin

Retinol ist die wichtigste Vitamin-A-Verbindung für den Körper. Wir müssen es mit der Nahrung zuführen, da es unser Körper nicht selbst herstellen kann. In der Leber wird es gespeichert. Die bekannteste Wirkung von Vitamin A ist wohl, dass es für die Augengesundheit bzw. für den Sehvorgang wichtig ist. β-Carotin als Provitamin A (Vorstufe von Vitamin A) fungiert hingegen als Antioxidans.

Vitamin A kommt in allen tierischen Lebensmitteln vor: Milch, Eier, Fisch. Die höchste Vitamin-A-Konzentration findet sich in der Leber. Einzig durch den Konsum von Leber kann man eine Überdosierung des Vitamins über die Ernährung herbeiführen. Schwangere sollten deshalb besonders im 1. Trimester auf Leber verzichten.

β-Carotin können wir nur aus pflanzlichen Lebensmitteln aufnehmen. Es handelt sich dabei um den gelben und orangen Farbstoff in Obst und Gemüse. Aber auch in manchen grünen Gemüsesorten findet sich β-Carotin. Hier wird die typische Färbung durch das grüne Chlorophyll überlagert. Interessant ist, dass der verwertbare Carotingehalt in erhitzten Lebensmitteln höher ist. So kann der Körper aus Karottensuppe mehr β-Carotin aufnehmen als aus rohen Karotten.

Tabelle 8: β-Carotin-Quellen

Karotten	Spinat
Mango	Brokkoli
Aprikosen/Marillen	Kohl

β-Carotin kann in der Leber nur mit Hilfe von Fett zu Vitamin A umgewandelt werden. Ein Teelöffel Öl über dem Salat kann somit die Umwandlung steigern.

Der **Tagesbedarf von 2–4 mg β-Carotin** bei Erwachsenen kann über die Ernährung durch 200–250 g tiefgrünes und orangefarbenes Gemüse und Obst gedeckt werden.

Vitamin E

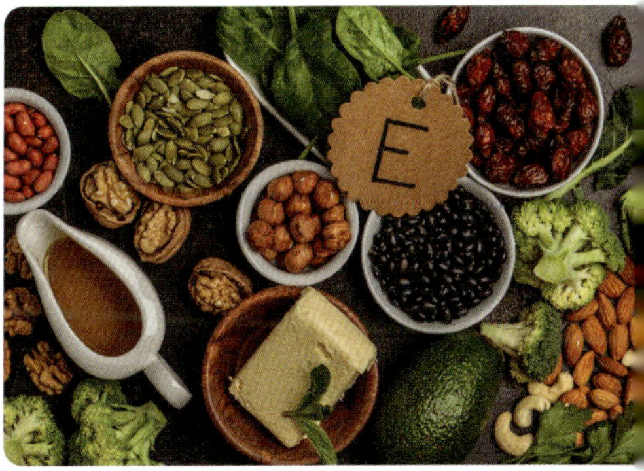

Unter Vitamin E werden unterschiedliche Verbindungen von Tocopherolen verstanden. Die aktivste Form im Körper ist das α-Tocopherol. Es ist ein fettlösliches Vitamin – das bedeutet, dass es nur in Verbindung mit Fett im Körper aufgenommen und verwertet wird. Wie alle Vitamine kann unser Körper auch Vitamin E nicht selbst herstellen, es gilt somit als essenziell – wir müssen es mit der Nahrung zuführen. Es wird in der Leber und im Fettgewebe gespeichert. Die wichtigste Funktion von Vitamin E ist der Schutz von mehrfach ungesättigten Fettsäuren (z. B. Omega-3-Fettsäuren) und Vitamin A vor der Oxidation. Das bedeutet auch, dass mehr Vitamin E verbraucht wird, je mehr mehrfach ungesättigte Fettsäuren man zu sich nimmt. Diese antioxidative Wirkung wird jedoch nicht dem α-Tocopherol, sondern dem γ-Tocopherol zugeschrieben.

Vitamin E kommt hauptsächlich in Pflanzenkeimen und Ölsaaten vor. Die daraus hergestellten Öle stellen für uns eine nützliche Vitamin-E-Quelle dar.

Tabelle 9: Vitamin-E-Quellen

Lebensmittel	Tocopherol-Verbindung
Weizenkeimöl	α-Tocopherol
Sonnenblumenöl	α-Tocopherol
Olivenöl	α-Tocopherol
Maiskeimöl	α-Tocopherol, γ-Tocopherol
Sojaöl	γ-Tocopherol
Leinsamenöl	γ-Tocopherol
Rapsöl	γ-Tocopherol

Auch in Gemüse kommt Vitamin E vor, jedoch in viel geringeren Mengen. Den **Tagesbedarf** von 80 mg Tocopherol-Äquivalenten bei Männern und 65 mg bei Frauen könnte man zum Beispiel mit ca. 40 g (ca. 4 EL) Rapsöl oder 6 g Weizenkeimöl (ca. 2 TL) decken.

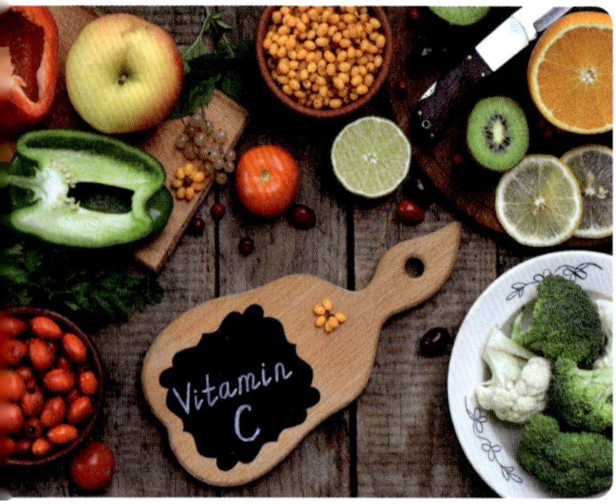

Vitamin C

Vitamin C, auch Ascorbinsäure genannt, ist wohl das bekannteste Vitamin. Es ist bei zahlreichen Stoffwechselvorgängen im Körper beteiligt, z. B. Kollagenbildung, Wundheilung, Immunsystem oder Verbesserung der Eisenaufnahme. Als Antioxidans schützt es vor entzündlichen Prozessen. Als wasserlösliches Vitamin kann es im Körper nicht gespeichert werden. Die Aufnahmekapazitäten sind ebenso begrenzt. Das bedeutet, je mehr Vitamin C auf einmal zugeführt wird, desto weniger kann davon aufgenommen werden. Überschüssige Mengen werden über die Nieren ausgeschieden. Deshalb erfolgt die Vitamin-C-Zufuhr am besten über den Tag verteilt in kleineren Mengen.

Der tägliche Vitamin-C-Bedarf liegt bei **gesunden Erwachsenen** bei **ca. 100 mg**. Es gibt jedoch einige Personengruppen, bei denen der **Bedarf erhöht** ist:

- Raucher:innen – der Bedarf liegt um die Hälfte höher.
- Schwangere, Stillende
- ältere Menschen
- Personen mit chronischen Erkrankungen (dazu zählt auch Rheumatoide Arthritis)
- bei Erkrankungen des Magen-Darm-Traktes

Vitamin C ist vor allem in Gemüse und Obst reichlich enthalten. Entgegen der häufigen Annahme gehören Zitrusfrüchte allerdings nicht zu den stärksten Bezugsquellen.

Tabelle 10: Vitamin-C-Quellen

100 g Lebensmittel	Vitamin-C-Gehalt
Brokkoli	115 mg
Erdbeeren	62 mg
Fenchel	93 mg
Grünkohl	105 mg
Hagebutten roh	1250 mg
Hagebuttenmarmelade	51 mg
Orangen	50 mg
Paprika	120 mg
Schwarze Johannisbeeren	177 mg

Lange Lagerung, Hitze und Licht mindern den Vitamingehalt. Tiefgekühltes Obst und Gemüse sind eine gute Alternative zu frischem Obst und Gemüse, da die Vitamine erhalten bleiben. Wenn Sie Frischware bevorzugen, lagern Sie die Lebensmittel am besten im Kühlschrank und verbrauchen sie rasch. Beim Kochen gehen je nach Zubereitungsart 20–80 % des Vitamins verloren. Wählen Sie deshalb besser schonende Zubereitungsarten für Gemüse, wie z. B. dünsten statt kochen.

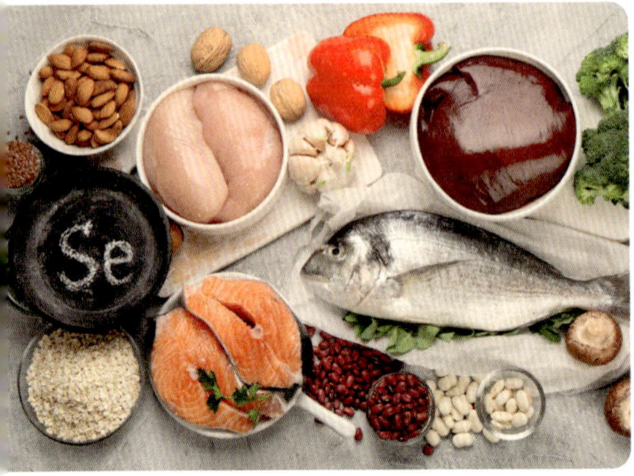

Selen

Selen ist Bestandteil der Glutathionperoxidase, einem Enzym, das wichtig für das antioxidative System ist. Darüber hinaus trägt es zum Erhalt normaler Nägel und Haare, einer normalen Funktion des Immunsystems und einer normalen Spermienbildung bei. Selen hilft Jod dabei, die Schilddrüsenhormone in die aktive Form T4 umzuwandeln – es unterstützt somit eine normale Funktion der Schilddrüse. Lange wurde eine präventive Wirkung auf Herz-Kreislauf-Erkrankungen diskutiert, diese konnte jedoch nicht bestätigt werden.

Als Spurenelement ist Selen nur in geringen Mengen im Körper vorhanden, und wir benötigen auch nur kleine Dosen. Die geschätzte Zufuhrempfehlung für **gesunde Erwachsene** beträgt **60–70 µg pro Tag**. Personen mit **Rheumatoider Arthritis** haben einen **höheren Bedarf**. Allerdings gibt es keine klaren Zufuhrempfehlungen.

Der Selengehalt in Lebensmitteln hängt vom Selengehalt in den Böden ab. In Europa haben wir eher selenarme Böden. Selen darf in Futtermitteln für Tiere bis zu 500 µg pro kg zugesetzt werden. Tierische Lebensmittel stellen somit die Hauptquelle für die Selenzufuhr dar. Da diese jedoch auch einen hohen Arachidonsäuregehalt aufweisen, sind diese Selenquellen für Rheuma-Betroffene ungeeignet. Einige pflanzliche Lebensmittel sind in der Lage, Selen anzureichern, und weisen dadurch einen relativ hohen Selengehalt auf. Dazu gehören Paranüsse, Kohlgemüse und Zwiebelgemüse. Auch Pilze und Hülsenfrüchte dienen als Selenquelle. Einen klaren Unterschied gibt es bei Getreide. Vollkorngetreide hat deutlich mehr Selen als Weißmehlprodukte.

Tabelle 11: Selen-Quellen

100 g Lebensmittel	Selen-Gehalt	Geeignet/ Ungeeignet
Aubergine, roh	4 µg	✓
Cashewkerne	20 µg	✓
Champignon, roh	7 µg	✓
Forelle	25 µg	✓
Gouda 45 % F. i. T.	12 µg	✓
Hafervollkornflocken	10 µg	✓
Hühnerei	10 µg	×
Kichererbsen	9 µg	✓
Knoblauch	6 µg	✓
Leinsamen, ungeschält	38 µg	✓
Linsen	10 µg	✓
Magerquark	1,9 µg	✓
Naturreis	10 µg	✓
Paranüsse	103 µg	✓
Polierter Reis	7 µg	✓
Quinoa	8,5 µg	✓
Radieschen, roh	2 µg	✓
Rindfleisch, Filet	11 µg	×
Schweinefleisch, Schnitzel	14 µg	×
Sojabohnen	19 µg	✓
Steinpilz, roh	187 µg	✓
Süßwasserlachs	29 µg	✓
Tofu	< 10 µg	✓
Weiße Bohnen	14 µg	✓
Weizenmischbrot	1 µg	✓
Weizenvollkornbrot	2 µg	✓
Zwiebel, roh	2 µg	✓

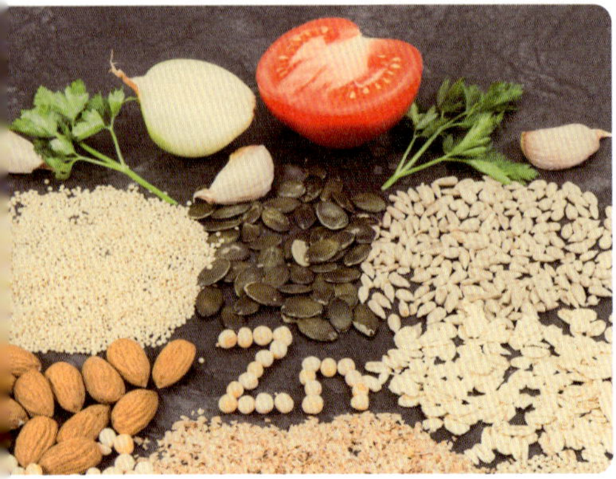

Zink

Zink ist ein essenzieller Bestandteil bzw. Cofaktor zahlreicher Enzyme, die sowohl an der antioxidativen Abwehr als auch an anderen entzündlichen Reaktionen in unserem Körper beteiligt sind.

Anzeichen eines Mangels sind Störungen des Geschmacks- und Geruchssinns, gestörte Wundheilung, Haarausfall, Hautveränderungen, höhere Anfälligkeit für Infektionskrankheiten etc. Es gibt Hinweise darauf, dass Zinksalze aufgrund ihrer immunmodulatorischen Wirkung bei der Prophylaxe und Therapie von Erkältungskrankheiten eingesetzt werden könnten. Die Studienergebnisse diesbezüglich sind jedoch widersprüchlich.

Bei Personen mit Rheumatoider Arthritis könnte der Zinkstatus zu niedrig sein. Therapeutische Effekte durch die Einnahme von Nahrungsergänzungsmitteln sind nicht zu erwarten. Der Zinkgehalt in Lebensmitteln kann leider nur zu ca. 30–45 % im Körper aufgenommen werden. Phytate, welche sich z. B. in Getreide, Kleie und Hülsenfrüchten befinden, hemmen zusätzlich die Aufnahme, indem sie Zink im Magen-Darm-Trakt binden. Phytate können durch Einweichen, Keimung und Sauerteiggärung weitgehend abgebaut werden.

Die Zufuhrempfehlungen für Zink richten sich nach dem Phytatgehalt der Nahrung. Eine durchschnittliche bis hohe Phytatzufuhr bedeutet, dass vorwiegend pflanzliche Lebensmittel mit einem hohen Anteil an Vollkorngetreide, Hülsenfrüchten und Nüssen aufgenommen werden. Der tägliche Zinkbedarf liegt demnach für **Frauen bei 8–10 mg** und für **Männer bei 14–16 mg**.

Die empfohlene Ernährung bei Rheumatoider Arthritis ist aufgrund ihrer Zusammensetzung sehr phytatreich. Der Zinkbedarf ist deshalb erhöht.

Um ausreichend versorgt zu sein, können Sie folgende Lebensmittel regelmäßig in Ihren Essalltag integrieren:

Tabelle 12: Zink-Quellen

100 g Lebensmittel	Zink-Gehalt
andere Bohnen	2,1–2,8 mg (je nach Bohnenart)
Buchweizen, geschält	2,7 mg
Edamer 30 % F. i. T.	5,3 mg
Erbsen	3,3 mg
Feta 45 % F. i. T.	2,9 mg
Hafervollkornflocken	4,3 mg
Kuhmilch 3,5 % Fett	0,3 mg
Kürbiskerne	7,0 mg
Leinsamen, ungeschält	5,5 mg
Linsen	3,4 mg
Mohnsamen	8,1 mg
Nüsse und Kerne	1,9–4,0 mg (je nach Nussart)
Quinoa	2,5 mg
Roggen- oder Weizenvollkornbrot	1,5 mg
Sojabohnen	4,2 mg
Tofu	0,9 mg

Sind Nahrungsergänzungsmittel notwendig?

Die Entzündungskaskade wird durch freie Radikale vorangetrieben. Um freie Radikale unschädlich zu machen, braucht es Antioxidantien, besonders Vitamin A, E, C, Selen und Zink. Bei rheumatischen Erkrankungen ist der Verbrauch an Antioxidantien durch den chronischen Entzündungsprozess erhöht. Der Bedarf liegt somit höher als bei Menschen ohne rheumatische Erkrankungen. Eine klare Empfehlung für eine Supplementierung gibt es nicht.

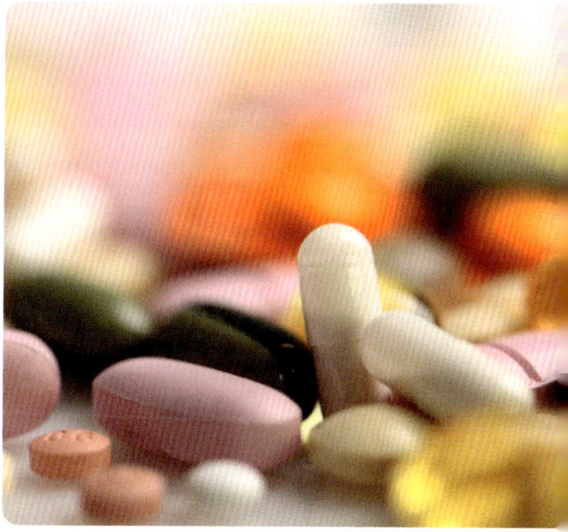

Bei Rheumatoider Arthritis liegt jedoch oft ein Mangel an entsprechenden Vitaminen und Spurenelementen vor, deshalb empfiehlt es sich, folgende Blutwerte bestimmen zu lassen:

- Retinol (Vitamin A)
- α-Tocopherol (Vitamin E)
- Vitamin C im Serum
- Selenoprotein P im Serum
- Zink im Serum

> Die optimale Dosierung eines Nahrungsergänzungsmittels richtet sich immer nach Ihrem Versorgungsstatus im Körper. Wenden Sie sich am besten an Ihre:n Arzt:Ärztin und eine:n Diätolog:in.

Wenn ein Mangel an diesen Vitaminen und Spurenelementen festgestellt wird, ist es wichtig, folgende Höchstgrenzwerte bei der Zufuhr an Nahrungsergänzungsmitteln nicht zu überschreiten:

Vitamin A: Die obere Zufuhrgrenze für Erwachsene liegt bei 3000 µg Retinoläquivalenten pro Tag über einen längeren Zeitraum. Damit ist die Zufuhr über die Nahrung und über Supplemente gemeint. 100 g Schweineleber enthalten 36.000 µg Retinoläquivalente.

Ein Vitamin-A-Mangel ist sehr unwahrscheinlich. Wenn dennoch ein Defizit besteht, sollten laut Bundesinstitut für Risikobewertung nicht mehr als 200–400 µg Retinoläquivalente pro Tag über ein Nahrungsergänzungsmittel zugeführt werden.

β-Carotin: Es gibt keine festgelegte Obergrenze. Dennoch gibt es Hinweise darauf, dass das Krebsrisiko (v. a. Lungenkrebs) bei Raucher:innen erhöht ist, wenn Supplemente mit einer Dosierung von mehr als 20 mg pro Tag eingenommen werden. Die Dosierung von β-Carotin-Supplementen sollte deshalb mit Vorsicht erfolgen.

Vitamin E: Die Zufuhr über Ernährung und Supplemente sollte 300 mg/Tag nicht überschreiten (lt. DGE). Das Bundesinstitut für Risikobewertung (BfR) empfiehlt für Nahrungsergänzungsmittel eine Höchstmenge von 30 mg Vitamin E pro Tag.

Vitamin C: Bei Mengen bis zu 1.000 mg pro Tag (Ernährung und Supplemente) sind Magen-Darm-Beschwerden als Symptom einer überhöhten Zufuhr unwahrscheinlich. Das Bundesinstitut für Risikobewertung (BfR) empfiehlt bei notwendigem Einsatz von Nahrungsergänzungsmitteln eine Höchstmenge von 250 mg Vitamin C pro Tag.

Selen: Der obere Grenzwert für die Selenzufuhr aus der Nahrung und Supplementen gemeinsam sollte 300 µg/Tag nicht überschreiten (lt. EFSA).

Zink: Die tolerierbare Gesamtzufuhrmenge beträgt 25 mg Zink pro Tag (lt. EFSA).

Die Inhaltsstoffe in der Nahrung können sich in ihrer Aufnahme gegenseitig hemmen oder fördern. Halten Sie sich deshalb unbedingt an die Einnahmeempfehlungen Ihres Arztes bzw. Ihrer Ärztin oder an die Packungsbeilage des jeweiligen Nahrungsergänzungsmittels.

Die Zufuhr an Antioxidantien sollte, wenn möglich, immer zuerst über die Nahrung erfolgen. Nur wenn das nicht möglich ist oder nicht ausreicht, um den Bedarf zu decken, kann auf Nahrungsergänzungsmittel zurückgegriffen werden. Antioxidantien können nur in Kombination mit anderen Inhaltsstoffen der Nahrung optimal ihre Wirkung erfüllen. Die Gesamtheit der Inhaltsstoffe unserer Lebensmittel und in welcher Kombination sie ihre Wirkung erzielen, ist noch nicht genügend erforscht. Deshalb kann ein Nahrungsergänzungsmittel auch nicht gleich wirken wie ein Lebensmittel.

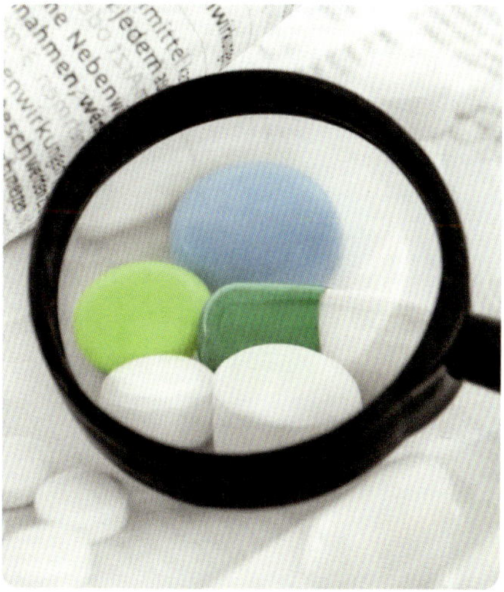

Was heißt das nun für Ihre Ernährung im Alltag?

- **Eat the rainbow:** Essen Sie Obst und Gemüse in einer bunten Vielfalt! Achten Sie darauf, dass Ihr Teller stets bunt gefüllt ist. Dadurch schützen Sie sich nicht nur mit einer Vielzahl an Antioxidantien, die Mahlzeiten werden auch zum Augenschmaus.
- Bauen Sie Obst und Gemüse über den Tag verteilt fünfmal ein, am besten bei jeder Mahlzeit. So lautet die Empfehlung der Österreichischen Gesellschaft für Ernährung. 1 Portion ist die Menge, die in Ihre Faust passt.
- Wählen Sie vitaminschonende Zubereitungsarten.
- Olivenöl und Rapsöl können bei Salaten als Vitamin-E-Quelle genutzt werden.

Kann Fasten helfen?

Fasten kann das Entzündungsgeschehen kurzzeitig reduzieren und so zu einer Verbesserung der Symptome und des Schmerzes führen. Der Effekt beruht darauf, dass beim Fasten keine Arachidonsäure zugeführt wird und zusätzlich vermehrt Glukokortikoide und Endorphine ausgeschüttet werden.

Durchführung: Drei bis sieben Tage lang nur 2–3 Liter elektrolytreiche Flüssigkeit zu sich nehmen.

Der Effekt des Fastens hält jedoch nur kurzfristig an, wenn die Ernährung danach wie gewohnt fortgesetzt wird! Eine Umstellung der Ernährung ist Voraussetzung dafür, dass der symptomlindernde Effekt auch anhält.

Fasten ist NICHT geeignet bei Risiko zur Mangelernährung oder bereits bestehender Mangelernährung, Sarkopenie, akuten Erkrankungen, Schwangeren und Kindern. Mangelernährung tritt vor allem bei älteren Personen häufig auf. Fasten als Therapieoption kommt somit nicht häufig in Frage. Falls es bei Ihnen aus ärztlicher Sicht möglich ist, führen Sie die Fastentage und die anschließende Ernährungsumstellung nur unter ärztlicher und diätologischer Aufsicht durch.

Ernährung bei Begleiterscheinungen

Osteoporoseprophylaxe

Osteoporose ist eine Erkrankung, bei der der Knochenabbau gegenüber dem Knochenaufbau überwiegt. Vitamin D und Kalzium sind wohl die wichtigsten Nährstoffe, auf die bei der Osteoporose-Vorbeugung zu achten ist. Im Band „Ernährung bei Osteoporose“ erhalten sie detaillierte Ernährungsempfehlungen. Im Folgenden wird Ihnen ein Überblick über die wichtigsten Eckpunkte gegeben.

Kalzium

Kalzium ist ein Mineralstoff und wesentlicher Bestandteil der Knochen und somit für die Stabilität des Skeletts wichtig. Es werden **1000 mg Kalzium täglich** empfohlen.

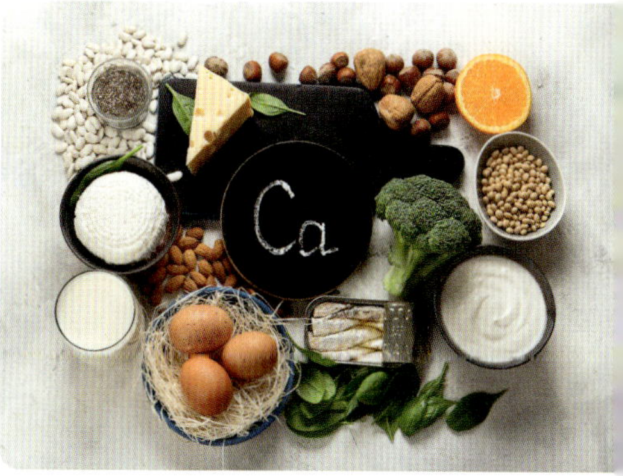

Milch und Milchprodukte sind die Hauptlieferanten für die Kalziumzufuhr. Um die Zufuhr an Arachidonsäure zu minimieren, sollten Sie fettarme Milchprodukte zu sich nehmen. Bei pflanzlichen Milchalternativen konsumieren Sie besser Produkte, die mit Kalzium angereichert sind. Neben Milch und Milchprodukten werden auch Mineralwässer mit einem Kalziumgehalt von >150 mg/l empfohlen. Verschiedene Gemüsearten, vor allem Kohlgemüse, enthalten ebenso reichlich Kalzium. Hier sollte darauf geachtet werden, dass das verwendete Gemüse oxalatarm ist, wie zum Beispiel Brokkoli.

Eine zusätzliche Quelle sind Nüsse. Unter den Obstsorten enthält vor allem Beerenobst viel Kalzium. Die Fruchtsäuren beeinflussen die Kalziumresorption positiv, sie eignen sich daher besonders gut. Mit Kalzium angereicherte Fruchtsäfte, die einen hohen Vitamin-C-Gehalt aufweisen, wie etwa Orangensaft, kann man gut in den Speiseplan integrieren. Obst liefert zudem auch Antioxidantien, die den Entzündungsprozess kontrollieren.

Weitere wertvolle Kalziumquellen sind Mohn, Sesam und Küchenkräuter. Da man sie nur in kleinen Mengen verwendet, tragen sie nicht zur Hauptversorgung mit Kalzium bei. Ein wenig von diesen Lebensmitteln ins Müsli, in den Salat oder in pikante Hauptspeisen gemischt, verleiht der Mahlzeit jedenfalls aber einen zusätzlichen Kalzium-Kick.

Tabelle 13: Kalzium-Quellen

100 g Lebensmittel	Kalzium-Gehalt
Basilikum	369 mg
Brokkoli, gekocht	87 mg
Edamer 30 % F. i. T.	800 mg
Feta 40 % F. i. T.	500 mg
Gouda 40 % F. i. T.	800 mg
Grünkohl	212 mg
Himbeeren	40 mg
Joghurt 0,1 % Fett	125 mg
Kichererbsen	124 mg
Kuhmilch 1,5 % Fett	123 mg
Linsen	65 mg
Magerquark	92 mg
Mohn	1460 mg
Petersilie	179 mg
Schwarze Johannisbeeren	43 mg
Sesam	783 mg
Sonnenblumenkerne	98 mg
Staudensellerie	80 mg
Thymian	630 mg
Walnüsse	87 mg

Positiv beeinflusst wird die Kalziumresorption durch Präbiotika wie Lactulose, Oligofructose und Transgalaktooligosaccharide. Vitamin K, Fluoride und Phytoöstrogene haben positive Effekte auf den Knochenaufbau und auf die Kalziumresorption und sollen deshalb ebenfalls berücksichtigt werden. **Vitamin C und Fruchtsäuren steigern** ebenso die Kalziumaufnahme. Die Abhängigkeit der Kalziumresorption von Vitamin D macht dieses Vitamin ebenfalls zu einem wichtigen Bestandteil der Osteoporoseprophylaxe und -therapie.

Die Kalziumzufuhr sollte über mehrere kleine Mahlzeiten statt einer großen Mahlzeit erfolgen, so kann das Kalzium besser aufgenommen werden.

Phytoöstrogene, die einen knochenprotektiven Effekt haben, findet man in Nüssen und Soja.

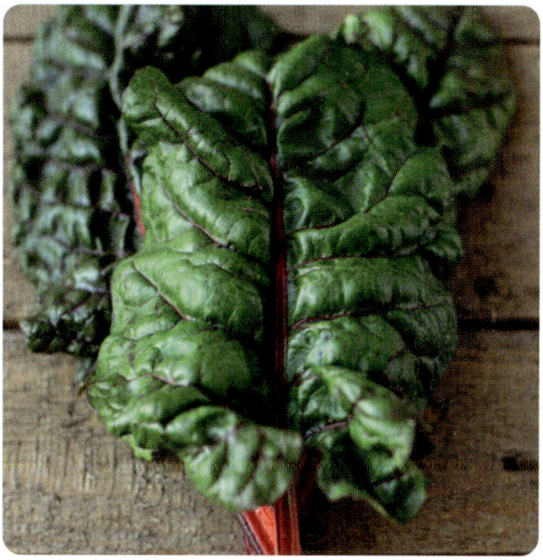

Oxalsäure kann die **Kalziumresorption im Darm etwas verringern**. Rhabarber, Spinat, Mangold, Rote Rüben und Kakao in größeren Mengen sind deshalb nicht für die Ernährung bei Osteoporose geeignet. Gänzlich verzichten müssen Sie darauf jedoch nicht. Sie können darauf achten, dass bei Verzehr dieser Lebensmittel die Kalziumzufuhr und fördernde Faktoren (Vitamin C, Fruchtsäuren) etwas höher sind: So ist z. B. Zitronensaft statt Essig in der Salatmarinade günstig für die Kalziumaufnahme.

Eine überhöhte Zufuhr an Proteinen steigert die Kalziumausscheidung im Harn. Vor allem bei den schwefelhaltigen Aminosäuren Methionin und Cystin (etwa in tierischen Lebensmitteln) wurde dieser Effekt beobachtet. **Pflanzliche Proteine** sollen bevorzugt werden, da hier die Kalziumausscheidung geringer ist als bei der Zufuhr von tierischen Proteinen.

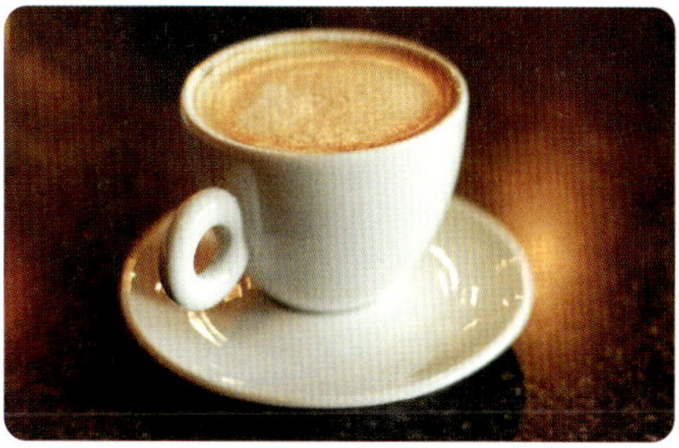

Kochsalz, Kaffee, Schwarztee und Alkohol sollten eingeschränkt werden, da eine überhöhte Aufnahme die Kalziumausscheidung über die Nieren steigert. Wenn Mineralwässer als Kalziumquelle herangezogen werden, sollte deshalb nicht nur auf den Kalziumgehalt geachtet werden, sondern auch auf einen niedrigen Natriumgehalt.

Tabelle 14: Geeignete Mineralwässer als Kalziumquelle

Mineralwasser	Kalziumgehalt (mind. 150 mg/l)	Natriumgehalt (max. 20 mg/l)
Alpquell	236,00 mg/l	4,50 mg/l
Astoria	207,00 mg/l	4,30 mg/l
Römerquelle	132,00 mg/l	16,20 mg/l
Vöslauer	112,00 mg/l	14,10 mg/l

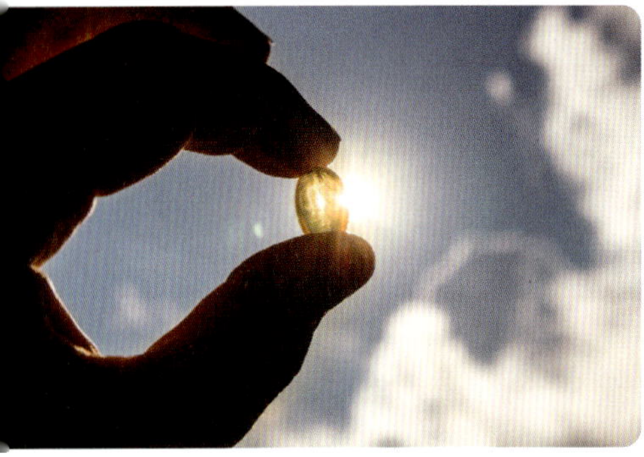

Vitamin D

Vitamin D ist ein fettlösliches Vitamin und gleichzeitig ein Hormon. Vitamin-D-Rezeptoren befinden sich fast überall im Körper. Die am besten untersuchte Funktion ist die Aufrechterhaltung der Knochengesundheit und des Knochenstoffwechsels. Vitamin D sorgt dafür, dass Kalzium aus dem Darm aufgenommen werden kann und in die Knochen eingebaut wird.

Ein geringer Vitamin-D-Spiegel wird mit depressiven Symptomen und der Schwere von depressiven Störungen assoziiert. Außerdem ist Vitamin D daran beteiligt, dass unser Immunsystem normal funktionieren kann.

Vitamin D ist zwar in Lebensmitteln wie fettreichem Fisch, Eigelb, Leber und Pilzen vorhanden. Die enthaltenen Mengen sind jedoch viel zu wenig, um unseren täglichen Bedarf zu decken. Die Versorgung durch Lebensmittel spielt deshalb nur eine untergeordnete Rolle. Die Hauptquelle für Vitamin D ist Sonnenlicht, deshalb ist es umso wichtiger, täglich ca. 20 Minuten im Freien zu verbringen. Durch UVB-Strahlen auf der Haut wird das Vitamin produziert. Der Haken an der Sache: Im Winter sind die Sonnenstunden kürzer, der Grad der Sonneneinstrahlung ist ungünstig und wir sind meistens dick angezogen, damit uns nicht kalt ist. Es gibt somit wenig freie Hautflächen, wo durch Sonnenstrahlen Vitamin D produziert werden könnte. Im Winter ist die körpereigene Vitamin-D-Produktion deshalb zu gering.

Häufige Risikofaktoren für einen Mangel
Kaum Aufenthalt im Freien
Wintermonate (Oktober bis März) – wenig Sonne, ungünstige Sonneneinstrahlung, wenig freie Hautflächen
Sonnenschutz, deshalb: erst nach 15–30 Minuten im Freien Sonnencreme auftragen (je nach Hauttyp)
Personen mit chronischen Erkrankungen (Rheumatoide Arthritis, Zöliakie, Morbus Crohn, Colitis ulcerosa, Multiple Sklerose etc.) sind häufig von einem Mangel betroffen
Bei älteren Menschen (ca. ab 65 Jahren) verschlechtert sich die körpereigene Vitamin-D-Produktion der Haut.
Menschen mit dunkler Hautfarbe: große Mengen des Hautpigments Melanin sind ein natürlicher Sonnenschutz – die Vitamin-D-Produktion braucht länger
Kleidung, die viel Hautfläche bedeckt: lange Röcke/Hosen, langärmelige Oberteile etc.

Lassen Sie im Herbst am besten Ihren Vitamin-D-Status bestimmen. So können Sie mit Ihrem Arzt bzw. Ihrer Ärztin Ihre optimale Dosierung von Supplementen festlegen. Achtung vor einer Überdosierung!

Was heißt das nun für Ihre Ernährung im Alltag?

Täglich kalziumreiche Lebensmittel einbauen
• Milch und Milchprodukte • kalziumangereicherte Produkte (z. B. Sojadrink) • kalziumreiche Mineralwässer > 150 mg/Liter Kalzium • Nüsse und Samen (Mohn, Sesam) • Speisen mit Kräutern verfeinern
Passend zu ‚Eat the rainbow' – grüne Gemüsesorten: Brokkoli, Kohlsorten, Staudensellerie
Nach Statusabklärung bei Mangel Vitamin-D-Supplemente einnehmen, besonders in den Wintermonaten → Die optimale Dosis legt Ihr Arzt bzw. Ihre Ärztin fest.
Moderate Zufuhr: max. 3–5 Tassen Kaffee pro Tag, wenig Alkohol

Erhaltung der Skelettmuskulatur, Mangelernährung vorbeugen

Bei Betroffenen mit Rheumatoider Arthritis ist das Risiko für das Auftreten einer Sarkopenie höher, da der chronische Entzündungsprozess deren Entstehung fördert. Die Verwendung von Glukokortikoiden in der medizinischen Therapie und ebenso die Entwicklung einer Mangelernährung begünstigen die Entstehung einer Sarkopenie. Bei der Sarkopenie nimmt die Muskelproteinsynthese ab, während der Muskelabbau gesteigert wird.

Sarkopenie ist gekennzeichnet durch

- Verlust an Muskelkraft
- Verlust an Muskelausdauer und körperlicher Ausdauer
- Verlust an Muskelmasse

Dadurch erhöht sich die Neigung zu Stürzen und Knochenbrüchen.

In der Therapie spielen zwei Faktoren eine wichtige Rolle: **Ernährung und Bewegung**. Bewegung wird generell bei entzündlich-rheumatischen Erkrankungen empfohlen. Schmerzen können so gelindert werden. Außerdem sorgt ausreichend regelmäßige Bewegung dafür, dass Sie lange fit und Ihre Muskelmasse erhalten bleiben! Wichtig dabei: Finden Sie etwas, das Ihnen Spaß macht!

Seitens der Ernährung gilt es, das Risiko für Mangelernährung durch eine bedarfsgerechte Energie- und Eiweißzufuhr zu minimieren.

Anzeichen von Mangelernährung

- Reduzierter Appetit in den letzten 3 Monaten
- Weniger gegessen in den letzten 3 Monaten
- Ungewollter Gewichtsverlust von >5 % in den letzten 3 Monaten **oder** von >10 % in den letzten 6 Monaten
- Eingeschränkte Leistungsfähigkeit
- Ungewollte Abnahme von Muskelmasse und Fettgewebe

Appetitmangel kann viele Ursachen haben, wie z. B. Übelkeit, Erbrechen, Geruchs- und Geschmacksveränderungen,

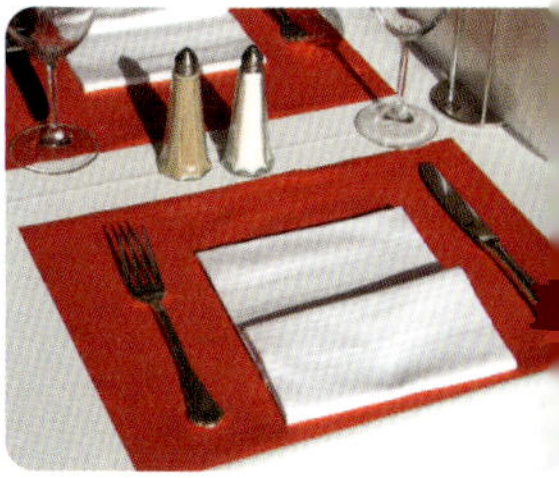

Durchfall, Verstopfung, Schmerzen, psychische Belastung, Medikamente, Mineralstoffmangel ... Schmerzen sind wohl der Hauptgrund für fehlende Freude und fehlenden Genuss beim Essen, wenn man an Rheumatoider Arthritis leidet.

Dauer und Intensität des Appetitverlustes hängen von vielen Faktoren ab und sind somit von Mensch zu Mensch sehr unterschiedlich. Folgende Maßnahmen können Ihnen dabei helfen, die Zeit verminderten Hunger- und Durstgefühls zu überbrücken:

Mehrere, aber **kleine** Mahlzeiten über den Tag verteilt essen.
Richten Sie Ihre Mahlzeiten ansprechend an, z. B. möglichst **bunte** Speisenkomponenten wählen, mit Kräutern garnieren
Achten Sie auf eine **angenehme Atmosphäre** beim Essen: aufgeräumtes Esszimmer, schön gedeckter Tisch (Servietten, Tischtuch/Tischläufer), Tischdeko (Kerzen, Blumen), leise, entspannende Musik im Hintergrund
Trinken Sie möglichst zwischen den Mahlzeiten, um den Appetit während des Essens nicht durch vorzeitiges Völlegefühl einzuschränken. Eine Trinkmenge von mind. 1,5 Liter pro Tag ist ideal.
Bitterstoffe (z. B. Grapefruit) oder **Fruchtsäfte** mit hohem Fruchtsäuregehalt fördern die Lust auf Essen (z. B. Johannisbeer-, Orangen- oder Ananassaft)
Bitterstoffe: getrocknete Bitterkräuter/-gewürze in Pulverform (Reformhaus, Apotheke); Bittertropfen 10 Minuten vor dem Essen auf die Zunge tropfen
Saure Bonbons oder Kaugummis sowie Mundspülungen mit Kamillen- oder Salbeitee können schlechten Geschmack im Mund verbessern. Saurer Konfekt regt den Speichelfluss und damit den Appetit an.
Falls Übelkeit bei Essensgerüchen besteht: Meiden Sie starke Koch- und Essensgerüche, sorgen Sie für **frische Luft** und versuchen Sie fertige Gerichte bereitzuhalten – kalte Gerichte sind in der Regel geruchsneutraler.
Bitten Sie Freund:innen und Familienmitglieder, für Sie mitzukochen, am besten zwei Portionen – eine, um sie zur nächsten Mahlzeit zu essen, und eine, um sie für einen Zeitpunkt einzufrieren, zu dem Sie nicht selbst kochen möchten oder können.
Wählen Sie Speisen immer nach Ihrem momentanen Appetit aus, selbst wenn sie nicht immer den traditionellen Gewohnheiten entsprechen.
Frische Kräuter, frische Luft und Bewegung im Freien können ebenfalls appetitanregend wirken.
Denken Sie daran: Jeder Bissen gibt Ihnen Kraft und stärkt Sie!

Trotz Appetitlosigkeit ist es wichtig, zu essen, damit der Körper weiterhin gut mit Energie und Nährstoffen versorgt wird. Mit folgenden Tipps können Sie mehr Energie- und Nährstoffdichte in kleinen Essensportionen unterbringen:

- 1 EL hochwertiges Pflanzenöl zusätzlich unter Ihre Gemüsebeilage auf Ihrem angerichteten Teller mischen. Z. B. Rapsöl, Olivenöl, Leinöl, Hanföl, Walnussöl …
- 1 TL Leinöl im Müsli untermischen
- Speisen mit 1 TL Hanfsamen, geschroteten Leinsamen oder Kernen garnieren
- Eiweißreiche Lebensmittel bevorzugen
- Wenn der Bedarf über die Nahrung nicht gedeckt werden kann, gibt es noch die Möglichkeit, auf Anreicherungen mittels Trinknahrungen und Eiweißpulver zurückzugreifen. **Bitte wenden Sie sich dazu an eine:n Diätolog:in.** Diese:r kann Ihnen genau das Produkt und die Anwendung empfehlen, die für Sie individuell passend sind.
  - Hochwertiges Eiweißpulver für diätetische Zwecke von all in® erhalten Sie in der Apotheke oder in ausgewählten Supermärkten. Eiweißpulver kann in alle flüssigen und sämigen Speisen eingerührt werden, z. B. Cremesuppe, Joghurt oder Pudding.
  - Trinknahrungen als Zwischenmahlzeit werden am besten kühl genossen. Vollbilanzierte Trinknahrungen enthalten alle Nährstoffe, Vitamine, Mineralstoffe und evtl. auch Ballaststoffe einer Mahlzeit. all in® COMPLETE ist in einigen Supermärkten in verschiedenen Geschmacksrichtungen und auch in veganer Variante erhältlich. Weitere Trinknahrungen gibt es in der Apotheke: von Nutricia (Produkte: FortiFit®, Fortimel®), Nestlé (Produkt: Resource®) und Fresenius Kabi (Produkt: Fresubin®).
  - Trinknahrungen können auch in Suppen, Saucen, Eis, Kaffee, Desserts oder im Porridge verwendet werden.

Achtung!

Eiweißpulver darf nicht in heiße Speisen eingerührt werden, da das Eiweiß sonst denaturiert. Warme Speisen (z. B. Cremesuppen) zuerst ein bisschen abkühlen lassen und dann das Pulver einrühren.

Bedarfsgerechte Energiezufuhr

Eine zu geringe Kalorienzufuhr ist mit einer erhöhten Gebrechlichkeit assoziiert, da vorwiegend fettfreie Körpermasse verloren geht, vor allem bei älteren Menschen.

Der Energiebedarf nimmt im Alter ab. Hinzu kommen noch physiologische Veränderungen, wie Geschmacksveränderungen und Appetitlosigkeit, die zu geringerer Nahrungsaufnahme führen. Depressionen sind ebenso ein häufiger Grund.

Zur Prävention von Sarkopenie wird eine Zufuhr von 24–36 kcal pro kg Körpergewicht täglich empfohlen. Ob Sie ausreichend Energie zu sich nehmen, können Sie von einem/einer Diätolog:in bestimmen lassen.

Eiweiß

Zum Aufbau und Erhalt von Muskulatur ist vor allem eine ausreichende Eiweißzufuhr wichtig. Umgekehrt werden Muskeln abgebaut, wenn zu wenig Energie und Eiweiß aufgenommen wird – Mangelernährung und Sarkopenie können entstehen.

Proteine, auch Eiweiße genannt, sind stickstoffhaltige Nährstoffe. Sie stellen unentbehrliche Bausteine für alle Zellen dar. Sie sind aus Aminosäuren aufgebaut, wobei einige essenziell sind. Das bedeutet, dass der Körper diese nicht selber aufbauen kann, sondern mit der Nahrung aufnehmen muss.

Aufgaben

Proteine erfüllen viele wichtige Aufgaben im Körper:

Körperaufbau (Muskeln, Organe, Knochen, Haut …) • Muskel- und Knochenaufbau immer in Kombination mit Bewegung – Eiweißzufuhr am besten nach sportlicher Betätigung
Immunsystem: Bestandteil von Antikörpern
Transport wichtiger Nährstoffe (Vitamine, Eisen …)
Baustoff für Enzyme
Baustoff für Hormone (z. B. Insulin)
Energielieferant (aber nur im Notfall)

Proteine bestehen aus verschieden langen Ketten. Grundbausteine sind die Aminosäuren. Bei der Verdauung werden die Eiweißketten aufgespalten, die Aminosäuren können vom Körper aufgenommen werden. Die Nahrungseiweiße setzen sich aus 20 verschiedenen Aminosäuren zusammen. Davon sind 9 lebensnotwendig (essenziell) und MÜSSEN mit der Nahrung aufgenommen werden. Die anderen Aminosäuren kann der Körper selbst herstellen.

Tabelle 15: Essenzielle Aminosäuren und ihre Funktion im Körper

Aminosäure	Wirkung	Funktion
Histidin	Steigert körperliche und mentale Leistungsfähigkeit	Wichtig für Wachstum; Bestandteil der roten Blutkörperchen und von Sperma; kontrolliert Enzyme; hilft der Leber dabei, Glykogen zu bilden; Vorstufe von Histamin
Isoleucin	Stört die Abwehr und hilft gegen Stress; Muntermacher	**Muskelaufbau**; Immunabwehr; bildet Botenstoffe im Gehirn (Neurotransmitter)
Leucin	Wichtig für die Ausdauerleistungsfähigkeit der Muskeln	**Muskelaufbau**; Immunabwehr; elastisches Bindegewebe
Lysin	Sorgt für reibungslosen Fettstoffwechsel; stimuliert Wachstumshormone und Immunsystem	Wachstum; Fortpflanzung; Immunabwehr; geistige Leistungsfähigkeit
Methionin	Schutz der Leber und Bauchspeicheldrüse; Wundheilung	Bestandteil von Haut, Haaren, Nägeln, Sperma, rotem Blutfarbstoff; Eiweißaufbau, Fettverbrennung, Bildung von Hormonen, Immunsystem
Phenylalanin	Bildet Glückshormone und hat daher stimmungsaufhellende Wirkung; wichtig für die Gedächtnisleistung	Hormon- und Neurotransmitterproduktion
Threonin	Wichtig für die Durchblutung von Herz, Gehirn und Körper	Knochenwachstum, Stoffwechsel, elastisches Bindegewebe
Tryptophan	Wichtig für die Entspannung; innere Ruhe, Ausgeglichenheit	Hormon-, Vitamin- und Neurotransmitterproduktion; Immunabwehr, Stressregulator
Valin	Wichtig beim Aufbau eines aktiven Immunsystems	**Muskelaufbau**, Nervensystem

Eiweißbedarf

Der Eiweißbedarf liegt zwischen 0,8–2,0 g Eiweiß pro kg Körpergewicht pro Tag. Er ist abhängig vom Alter, Geschlecht, sportlicher Betätigung, Krankheiten, Wunden usw.

Empfehlung für die tägliche Eiweißzufuhr zur Prävention von Sarkopenie:

0,8–1,2 g Eiweiß pro kg Körpergewicht

Bei älteren Menschen über 65 Jahren ist der Bedarf im oberen Bereich dessen angesetzt.

Das Milcheiweiß Molkenprotein wird rasch aufgenommen und hat einen hohen muskelbildenden Effekt. Für die Stimulierung der Muskelproteinsynthese werden vor allem die essenziellen verzweigtkettigen Aminosäuren Leucin, Isoleucin und Valin benötigt. Leucin sticht hier besonders hervor. Mit dem Alter erhöht sich der Bedarf an diesen Aminosäuren, damit der Muskelaufbau stimuliert wird.

Mehr als 30 g Eiweiß zu einer Mahlzeit hat auf den Muskelaufbau keinen weiteren Nutzen. Deshalb empfiehlt es sich, die Zufuhr **gleichmäßig über den Tag** auf die Mahlzeiten zu verteilen. Es ist nicht unbedingt notwendig, die Eiweißzufuhr der Lebensmittel auszurechnen. Achten Sie aber darauf, dass bei jeder Mahlzeit eine Eiweißquelle dabei ist (siehe nächstes Kapitel).

Kann der Eiweißbedarf nicht über die Ernährung gedeckt werden, z. B. aufgrund von Appetitlosigkeit, kann die Einnahme von Trinknahrungen und Eiweißpulver sinnvoll sein (siehe dazu Maßnahmen zur Energieanreicherung auf S. 48). Dabei ist zu beachten, dass der Leucingehalt möglichst hoch sein soll.

Eiweißquellen

Proteine kommen sowohl in tierischen als auch in pflanzlichen Lebensmitteln vor. Um den Eiweißbedarf zu decken, sollte zu jeder Hauptmahlzeit und bei Bedarf zu den Zwischenmahlzeiten ein eiweißreiches Lebensmittel gegessen werden. Dabei ist es wichtig, sowohl tierische als auch pflanzliche Eiweißlieferanten aufzunehmen. Pflanzliche Eiweißquellen haben den Vorteil, dass sie reich an Ballast-

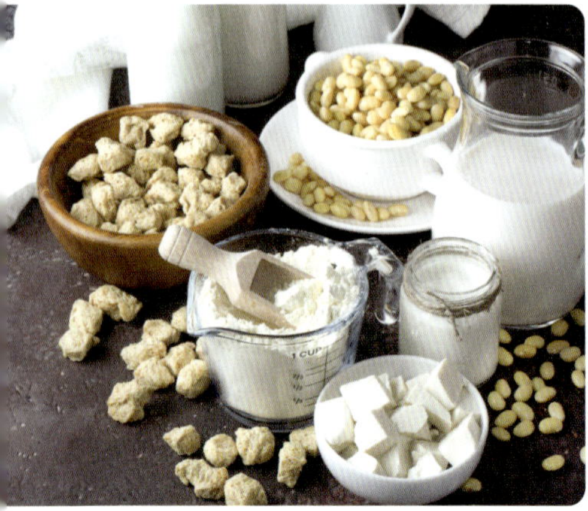

stoffen, Vitaminen und Mineralstoffen und gleichzeitig cholesterinfrei und arm an ungünstigen Fettsäuren sind.

Der bekannteste Eiweißlieferant neben Eiern, Milch und Milchprodukten ist wohl Fleisch. Da Fleisch und Fleischprodukte bei entzündlichen Erkrankungen so gering wie möglich gehalten werden sollten, ist dies nicht die erste Wahl. Zum Glück gibt es ausreichend pflanzliche Alternativen, die tun nicht nur Ihrem Körper, sondern auch der Umwelt gut!

Tabelle 16: Tierische und pflanzliche Eiweißquellen

Tierische Eiweißlieferanten	Pflanzliche Eiweißlieferanten
Milch	Hülsenfrüchte (Bohnen, Erbsen, Linsen, Kichererbsen, Lupinen ...) und -produkte: Aufstriche, Falafel etc.
Milchprodukte (Quark, Joghurt, Frischkäse ...)	Soja und Sojaprodukte (Tofu, Sojagranulat), Tempeh
Käse	Vollkorngetreide, Hafer, Seitan
Fisch	Quinoa, Amarant, Buchweizen, Hirse
Fleisch	Kartoffeln
Eier	Nüsse, Nussmus, Samen und Kerne (Walnüsse, Mandeln, Kürbiskerne, Leinsamen, Hanfsamen ...)

Leucin

3–4 g Leucin pro eiweißreicher Mahlzeit nach dem Training scheinen die Muskelproteinsynthese optimal zu unterstützen. Es gibt dazu zahlreiche Supplemente auf dem Markt, diese sind aber in den wenigsten Fällen notwendig. Unsere natürlichen Lebensmittel liefern uns ausreichende Mengen an Leucin und anderen essenziellen Aminosäuren.

Tabelle 17: Leucinquellen

100 g Lebensmittel	Leucingehalt mg	Eiweißgehalt g
Lachs, gegrillt	1 836 mg	22,4 g
Truthahn, gegart	2 156 mg	27,6 g
Magerquark	956 mg	12,3 g
Sojabohnen	1 355 mg	17,0 g
Kichererbsen, gekocht	690 mg	8,5 g
Kidneybohnen	736 mg	9,1 g
Quinoa	261 mg	4,2 g

Beispiel für die Leucinzufuhr nach dem Training

Gegrillter Lachs mit Quinoa und Bohnen-Mais-Tomatenragout
Quarkcreme mit Früchten

Biologische Wertigkeit

Die biologische Wertigkeit gibt die Qualität des Eiweißes an, das heißt, wie viel vom aufgenommenen Eiweiß tatsächlich im Körper verwertet werden kann. Je ähnlicher das Nahrungsprotein dem Körperprotein ist, desto höher ist die biologische Wertigkeit. Tierische Lebensmittel haben generell eine höhere biologische Wertigkeit als pflanzliche Lebensmittel.

Als großer Kritikpunkt von pflanzlichen Eiweißquellen wird immer wieder die niedrige biologische Wertigkeit genannt. Hier kann man sich mit Kombinationen verschiedener Eiweißquellen behelfen, dadurch kann die biologische Wertigkeit erheblich gesteigert werden. In einer abwechslungsreichen Ernährung passiert die Kombination automatisch, ohne viel darüber nachdenken zu müssen. Hier ein paar Speisenbeispiele: Porridge/Müsli mit Milch oder Joghurt mit Nüssen und/oder Leinsamen als Topping, Kartoffelpüree mit Hirseklößen, Strudel mit Kartoffel-Gemüse-Füllung.

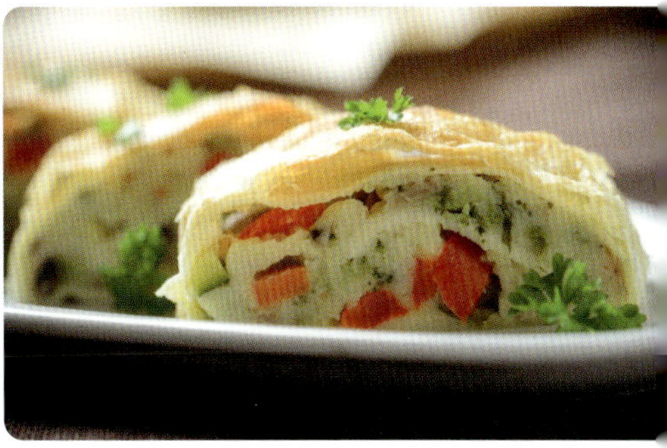

Tabelle 18: Eiweißkombinationen zur Erhöhung der biologischen Wertigkeit

Eiweißkombination	Speisen
Bohnen + Mais	(vegetarisches) Chili, Bohnen-Mais-Salat
Getreide + Soja	Reis mit Tofu, Grießkoch mit Sojadrink, Spaghetti mit Soja-Bolognese
Getreide + Hülsenfrüchte	Fladenbrot mit Falafel Mexikanische Tortilla Spaghetti mit Linsensugo Linseneintopf, Bohnengulasch, Kichererbsencurry – jeweils mit Reis oder Brot Brot mit Bohnenaufstrich oder Hummus
Milch + Getreide	Porridge mit Milch oder Joghurt, Pfannkuchen, Grießkoch
Milch + Kartoffeln	Kartoffelpüree
Ei + Kartoffeln	Kartoffeln mit Spiegelei
Ei + Getreide	Spätzle, Eiernudeln
Ei + Milch	Omelett
Rindfleisch + Kartoffeln	Tafelspitz mit Salzkartoffeln
Ei + Soja	Gebratener Eierreis (nur 1 Ei) mit Tofu, Ramen mit Tofu und hart gekochtem Ei

Tipps für weniger Fleischkonsum:

- Zurück zum Sonntagsbraten – sehen Sie Fleisch nicht als Ihr täglich Brot, sondern als etwas, das es besonders wertzuschätzen gilt.
- Betrachten Sie die Portionsgröße des Fleischanteils einer Speise als Beilage und nicht als Hauptkomponente.
- Kleine Stückchen im Gericht „verstecken“ anstatt Fleisch als Hauptgericht zubereiten

- Ändern Sie herkömmliche Rezepte so ab, dass der Gemüse- und Hülsenfrüchteanteil erhöht wird. Das funktioniert gut bei Rezepten, bei denen Fleisch im Hintergrund nicht so auffällt, z. B. Kartoffelgulasch, Eintöpfe, Lasagne.
- Machen Sie sich ethische Aspekte des Fleischkonsums bewusst: die Problematiken hinter Billigfleisch, Fleischherkunft und -qualität in der Gastronomie, Bedeutung von Kennzeichnungen und Siegeln

Zeitpunkt der Eiweißzufuhr

Die tägliche Eiweißzufuhr sollte gleichmäßig über den Tag verteilt bei drei bis fünf Mahlzeiten stattfinden. Um das Muskelwachstum optimal zu fördern, ist es ratsam, innerhalb von zwei Stunden nach einer sportlichen Betätigung (Krafttraining) eine Mahlzeit mit ca. 20–25 g Eiweiß zu sich zu nehmen. Die Eiweißzufuhr sollte jedoch so rasch wie möglich erfolgen, in den ersten 30–60 Minuten nach dem Training.

Vitamin D

Vitamin-D-Rezeptoren befinden sich auch im Muskel. Bei Aktivierung des Muskels fördern sie dort die Proteinsynthese. Ältere Personen sind häufiger von einem Mangel betroffen, da sie meist nicht mehr so viel Zeit im Freien verbringen. Die Rezeptoren im Muskel nehmen ebenfalls ab. Stürze werden dadurch begünstigt. Zur Sturzprävention sollte der Vitamin-D-Status im Blutserum bei ca. 75 nmol/l, jedenfalls aber bei >50 nmol/l liegen. Um Nahrungsergänzungsmittel sinnvoll zu dosieren, lassen Sie Ihren Vitamin-D-Status abklären und sprechen Sie mit Ihrem Arzt bzw. Ihrer Ärztin.

Omega-3-Fettsäuren

In einigen Studien konnte eine gesteigerte Muskelkraft und Muskelfunktion nach Fischölsupplementation beobachtet werden. Eine sichere Evidenz dazu gibt es nicht. Mit den Ernährungsempfehlungen bei Rheumatoider Arthritis sind Sie in dieser Hinsicht sowieso bereits gut versorgt.

Was heißt das nun für Ihre Ernährung im Alltag?

Essen Sie regelmäßig, drei bis fünf Mahlzeiten pro Tag. Bei reduziertem Appetit mehrere kleinere Speisen.
Essen Sie zu jeder Mahlzeit ein eiweißreiches Lebensmittel.
Milchprodukte und pflanzliche Eiweißquellen sollten bei Rheumatoider Arthritis bevorzugt verwendet werden.
Eiweißreiche pflanzliche Milchalternativen stellen nur Produkte aus Soja und Erbsen dar. Bei Getreide- oder Nussdrinks ist der Eiweißanteil zu gering.
Bauen Sie regelmäßiges Krafttraining mit hoher Belastung ein. Dies wirkt effektiver als eine niedrige Intensität.
Essen Sie in den ersten 30–60 Minuten nach dem Training eine eiweißreiche Mahlzeit, um das Muskelwachstum optimal anzuregen.
Lassen Sie Ihren Vitamin-D-Status abklären und dosieren Sie eine Supplementation sinnvoll – mit ärztlicher Beratung.

Prävention von Arteriosklerose

Personen mit entzündlich-rheumatischen Erkrankungen haben ein höheres Risiko, an Arteriosklerose und in weiterer Folge Herz-Kreislauf-Erkrankungen zu erkranken. Die genaue Ursache ist noch nicht geklärt, hängt aber vermutlich mit dem erhöhten Entzündungsgeschehen im Körper zusammen. Um das Arteriosklerose-Risiko möglichst niedrig zu halten, können Sie selbst mit einigen Lebensstilmodifikationen dazu beitragen.

Rauchstopp!
Regelmäßige Bewegung im Alltag
Zusätzlich zur Alltagsbewegung: sportliche Betätigung zur Stärkung der Herz-Kreislauf-Gesundheit
Stress reduzieren • Stressfaktoren ausfindig machen und geeignete Strategien finden, um mit unvermeidbaren Stressoren umzugehen und vermeidbare Stressoren zu reduzieren • Zeit für sich selbst und für Tätigkeiten, die entspannen oder Freude machen, einplanen • Wohltuende soziale Beziehungen pflegen
Angepasste Ernährung

Erhöhte Blutfettwerte und erhöhter Blutdruck sind Risikofaktoren für die Entwicklung von Arteriosklerose und Herz-Kreislauf-Ereignissen. Hier können Sie mit einer angepassten Ernährung gut ansetzen. Detaillierte Informationen finden Sie im Band „Ernährung bei erhöhten Blutfettwerten". Im Folgenden erhalten Sie einen Überblick der wichtigsten Ernährungsmaßnahmen.

Wichtige Parameter:

- LDL-Cholesterin: Ein Wert unter 116 mg/dl sollte angestrebt werden. Es ist maßgeblich an der Entstehung von kardiovaskulären Ereignissen beteiligt.
- HDL: Gleichzeitig mit einem niedrigem LDL-Wert sollte ein hoher HDL-Wert angestrebt werden, um das Risiko zu reduzieren.
- Blutdruck: <140/90 mmHg

Laut aktuellen Empfehlungen sollten folgende Ernährungsmaßnahmen umgesetzt werden, um das LDL-Cholesterin zu senken:

Gesättigte Fettsäuren durch **ungesättigte Fettsäuren** ersetzen • Pflanzenbasierte Ernährung bevorzugen, die reich an **Ballaststoffen** ist: Vollkornprodukte, Obst, Gemüse, Hülsenfrüchte und Nüsse • Pflanzliche Öle beim Kochen bevorzugen • ein- bis zweimal pro Woche Fisch, bevorzugt fettreicher Fisch • Max. 350–500 g rotes Fleisch pro Woche • Verarbeitete Fleischprodukte (z. B. Würste) reduzieren
Transfettsäuren auf ein Minimum reduzieren
Salzkonsum reduzieren
Maximal 100 g Alkohol pro Woche konsumieren, d. h. 6× ⅛ l Wein
Zuckerkonsum vor allem in Form von süßen Getränken gering halten

Die Ernährungsempfehlungen ergänzen sich gut mit den Empfehlungen bei Rheumatoider Arthritis.

Zusammensetzung von Fetten

Fette (chemisch Lipide) sind aus Glycerin und Fettsäuren aufgebaut. Cholesterin zählt nicht primär zu den Fetten, sondern zu den Fettbegleitstoffen.

Funktionen von Fett im Körper

Mit der Nahrung aufgenommene Fette dienen der Energieversorgung und als Speicherfett. Die essenziellen Fettsäuren dienen unter anderem dem Aufbau von Zellmembranen. Darüber hinaus ist Fett Träger für fettlösliche Vitamine. Der Körper vermag überschüssige Energie, zum Beispiel aus Kohlenhydraten (vor allem Zucker) und Alkohol, in der Leber zu Fett umzubauen und dieses dann als Depotfett zu speichern. In größerer Menge bedeutet dies eine Belastung für Herz und Kreislauf. Cholesterol ist wesentlicher Bestandteil von Zellmembranen und dient zum Aufbau von Steroidhormonen wie Cortisol, Progesteron, Estradiol, Testosteron und Aldosteron. Cholesterol muss nicht über die Nahrung zugeführt werden, da die körpereigene Synthese für den Bedarf ausreicht.

Die Anzahl und die Art der Fettsäuren bestimmen die Eigenschaften eines Fettes und die Bedeutung für den menschlichen Körper. Um das LDL-Cholesterin zu beeinflussen, sollte auf die Fettqualität (Fettsäurezusammensetzung) geachtet werden. Man unterscheidet zwischen:

Tabelle 19: Fettsäuremuster, jeweiliger Bedarf und Quellen

gesättigte Fettsäuren	Bedarf 10 % – reichlich in tierischen Produkten
einfach ungesättigte Fettsäuren	Bedarf 10 % – in pflanzlichen Ölen, Nüssen, Kernen, Samen
mehrfach ungesättigte Fettsäuren (dazu gehören auch Omega-6- und Omega-3-Fettsäuren)	Bedarf 10 % – besonders enthalten in pflanzlichen Ölen, Nüssen, Kernen, Samen
Transfettsäuren	sollten auf einer minimalen Zufuhr gehalten werden – entstehen bei einer zu starken Erhitzung von Fett (bei Frittiertem), Bestandteil vieler industriell hergestellter Lebensmittel (z. B. Kekse)

Ballaststoffe

Hierbei handelt es sich um Kohlenhydrate, die im Dünndarm nicht aufgeschlossen werden können und somit den Dickdarm erreichen. Sie wirken verdauungsfördernd, da sie durch ihre Eigenschaft das Stuhlvolumen erhöhen und die Transitzeit im Darm verkürzen. Ballaststoffe wirken somit präventiv gegen Verstopfung und Durchfall. Ballaststoffe wirken auch cholesterinsenkend, da sie Gallensäuren binden, in denen Cholesterin enthalten ist, und diese mit dem Stuhl ausgeschieden werden.

Aktuelle Studien berichten, dass die Ballaststoffaufnahme in den westlichen Ländern sinkt und gleichzeitig ein Anstieg an Zivilisationserkrankungen zu verzeichnen ist. Im Gegensatz zu Ländern mit einem noch sehr ursprünglichen Ernährungsstil, der von einem hohen Konsum von ballaststoffreichen Lebensmitteln geprägt ist, werden bei uns solche Lebensmittel durch zucker- und fettreiche Produkte ersetzt.

Ballaststoffe kommen nur in pflanzlichen Lebensmitteln vor, hauptsächlich in Getreide und Vollkorn-Getreideprodukten, in Gemüse, Obst, Nüssen und Hülsenfrüchten.

Unverträglichkeiten

Lebensmittelunverträglichkeiten kommen bei Rheuma-Betroffenen häufiger vor als in der Allgemeinbevölkerung, deshalb sollte bei Magen-Darm-Beschwerden eine Lebensmittelallergie und -sensitivität abgeklärt werden. Umgekehrt können Lebensmittelsensitivitäten auftreten, die einen Rheumaschub begünstigen. Hierbei ist sehr genaue Arbeit durch Ihre:n Diätolog:in und Ihre:n Arzt/Ärztin erforderlich. Häufig gibt es Fehldiagnosen. Das Resultat ist eine sehr eingeschränkte Speisenauswahl, die langfristig zu Mangelernährung führen kann.

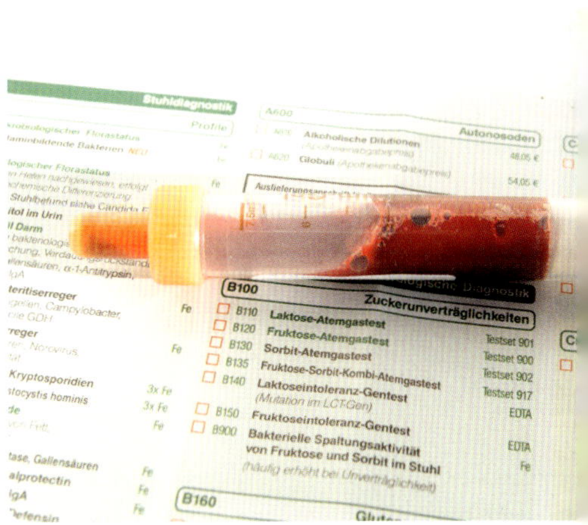

Selbsttests und IgG-Tests sind NICHT für die Diagnose geeignet!

Wenn Sie Magen-Darm-Beschwerden haben, empfiehlt es sich, ein Ernährungs-Symptom-Tagebuch zu führen und dies mit einem/einer Diätolog:in zu besprechen. In diesem Tagebuch tragen Sie in einer Spalte jede Speise, die Sie essen, inkl. Zubereitungsart möglichst genau beschrieben ein, und in einer anderen Spalte tragen Sie Ihre Beschwerden ein, falls welche auftreten. Die Uhrzeitangabe der Mahlzeit und des Beginns der Beschwerden kann helfen, Rückschlüsse auf unverträgliche Nahrungsbestandteile zu ziehen.

Laktoseunverträglichkeit

Bei einer Laktoseintoleranz wird zu wenig von dem Enzym Laktase im Körper gebildet. Der Milchzucker Laktose kann deshalb vom Dünndarm nicht in die Zuckerarten Galaktose und Glukose aufgespalten werden. Die Laktose gelangt in den Dickdarm, wodurch Gase produziert werden. Blähungen und Durchfall sind die Folge. Die Laktoseunverträglichkeit wird mittels eines H_2-Atemtests festgestellt.

Laktose ist in Milch und Milchprodukten vorhanden. Gereifte Schnitt- und Hartkäsesorten gelten als laktosefrei, Butter ebenso. Geringe Mengen Laktose werden meist vertragen. Die Toleranzmenge ist individuell und wird in einem 3-stufigen Aufbauschema ermittelt. (Mehr dazu im Band „Ernährung bei Laktoseintoleranz“ in dieser Reihe.)

Fruktosemalabsorption

Bei der Fruktosemalabsorption wird der Fruchtzucker im Dünndarm nicht vollständig ins Blut aufgenommen. Fruktose gelangt somit in den Dickdarm und wird dort von Bakterien abgebaut. Die entstehenden Gase führen zu den typischen Darmbeschwerden wie Blähungen, Krämpfen und Durchfall. Die Diagnose wird mittels eines H_2-Atemtests gestellt.

Fruchtzucker ist in allen Obstsorten, den meisten Gemüsesorten, daraus hergestellten Produkten und Honig enthalten. Zuckeralkohole werden meistens auch nicht vertragen. Die Verträglichkeit kann verbessert werden, wenn zu fruktosereichen Lebensmitteln etwas dazugegessen wird. Wie bei der Laktoseunverträglichkeit ist die Verträglichkeitsgrenze für Fruktose individuell und wird in einem

3-Stufen-Schema ermittelt. (Mehr dazu im Band „Ernährung bei Fruktosemalabsorption“ aus dieser Reihe.)

Glutenunverträglichkeit – Zöliakie

Die Zöliakie ist eine Autoimmunerkrankung, bei der das Klebereiweiß Gluten auf der Dünndarmschleimhaut Entzündungen hervorruft. Dadurch entstehen eine Dünndarmschleimhautschädigung und eine Abflachung der Darmzotten. Nährstoffe können dadurch nicht mehr aufgenommen werden und Mängel entstehen. Die Symptome einer Zöliakie können den Magen-Darm-Trakt betreffen (Blähungen, Durchfall etc.), können jedoch auch sehr unspezifisch sein, wie z. B. Müdigkeit, Kopfschmerzen. Als Diagnosetool ist eine Dünndarmbiopsie der Goldstandard. Wichtig: Vor der Untersuchung darf nicht auf Gluten verzichtet werden, das kann das Ergebnis verfälschen!

Gluten ist in folgenden Getreidesorten und allen daraus hergestellten Produkten enthalten:

- Weizen
- Dinkel
- Grünkern
- Khorasan-Weizen (Kamut®)
- Roggen
- Triticale
- Hafer (glutenfreier Hafer wird meist vertragen)
- Gerste
- Einkorn
- Emmer
- Waldstaudekorn (Johannisroggen, Ur-Roggen oder Secale multicaule)

Stattdessen kann als Sättigungsbeilage Mais, Buchweizen, Quinoa, Amaranth, Hirse oder Reis gegessen werden. Die einzige Therapie ist eine lebenslange streng glutenfreie Ernährung. (Mehr dazu im Band „Ernährung bei Zöliakie“ in dieser Reihe.)

UMSETZUNG IN DER PRAXIS

In der Ergotherapie erhalten Sie Tipps und Informationen zu Hilfsmitteln für den Einkauf und die Zubereitung der Speisen.

Um all diese Empfehlungen umzusetzen, kann Ihnen „der ausgewogene Teller“ als Unterstützung dienen. Die drei Hauptmahlzeiten sollten nach diesem Verhältnisprinzip aufgebaut sein, um mit den Nährstoffen versorgt zu sein, die der Körper benötigt. Er stellt das Grundgerüst der allgemeinen Empfehlung einer ausgewogenen Ernährung dar. Anhand der speziellen Empfehlungen bei Rheumatoider Arthritis können Sie nun die einzelnen Komponenten mit den passenden Lebensmitteln füllen und individuell nach geschmacklichen Vorlieben anpassen. Bei Mangelernährung sollte besonders Wert auf die Eiweißkomponente gelegt, sie dementsprechend erhöht und der Rohkostanteil reduziert werden.

Es geht in der Ernährung nicht um Perfektion, niemand is(s)t perfekt, das ist nicht der Anspruch. Die Mahlzeiten sollten **überwiegend** aus nährstoffreichen Lebensmitteln bestehen (siehe Beschreibung des ausgewogenen Tellers).

Abbildung 7: Ausgewogener Teller nach Vorbild des gesunden Tellers der ÖGK

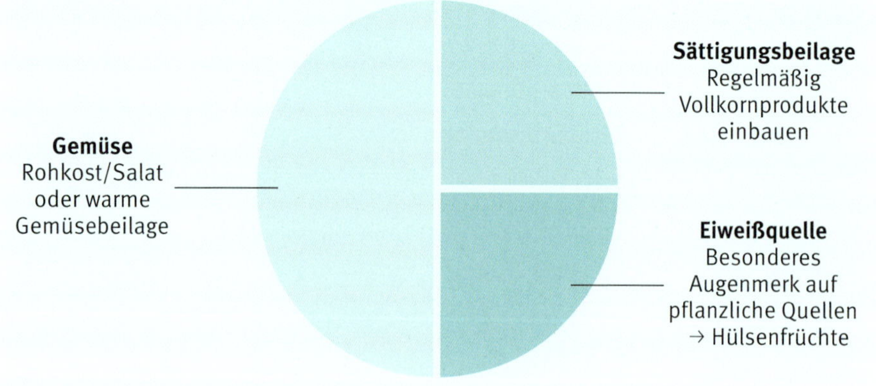

Die Hälfte der Portion: Gemüse oder Obst

Pro Tag zwei Portionen Obst – eine Portion = eine Handvoll
Pro Tag drei Portionen Gemüse – eine Portion = eine Handvoll

Gemüse und Obst liefern uns wichtige Antioxidantien, die den Entzündungsprozess mitkontrollieren und die wichtig für die Muskelfunktionen und den Muskelaufbau sind. Zusätzlich sind sie eine wertvolle Quelle für Ballaststoffe. Mit Gemüse und Obst bringen wir Frische und Farbe auf den Teller – am besten immer wieder die Sorten abwechseln und auch mal eine neue Geschmacksrichtung ausprobieren. Durch die Abwechslung bringen wir nicht nur Sortenvielfalt, sondern auch Nährstoffvielfalt auf den Teller!

Ballaststoffe

Wenn Sie Lebensmittel mit überwiegend einfachen Kohlenhydraten mit ballaststoffreichen Lebensmitteln kombinieren, sorgt dies für einen langsameren Anstieg des Blutzuckers. Ein langsamer Anstieg des Blutzuckers ist wichtig, um die Leistungsfähigkeit konstant zu halten und Heißhungerattacken zu vermeiden. Ballaststoffe sind somit für eine ausreichende Sättigung notwendig.

Ein Viertel der Portion: Sättigungsbeilage (Kohlenhydrate): Vollkornvarianten bevorzugen

- Getreide und Getreideprodukte
  → Vollkornbrot, Vollkornnudeln, Bulgur, Couscous
- ungeschälter Reis, Kartoffeln
- Quinoa, Buchweizen, Hirse, Amaranth
- Maisgrieß (Polenta)

Kohlenhydrate sind unser erster und schnellster Energielieferant. Kohlenhydratquellen sind auch reichhaltige Ballaststoffquellen und deshalb für unsere Darmgesundheit und Verdauung unerlässlich. Bei Getreideprodukten ist der Ballaststoffanteil höher, wenn die Produkte mit Vollkornmehl gefertigt werden. Vollkorn bedeutet, dass das ganze Getreidekorn zu Mehl vermahlen worden ist. So sind auch alle Randschichten des Korns mit vermahlen, in denen Vitamine, Mineralstoffe und Ballaststoffe sitzen. Bei Auszugsmehlen wird nur der Mehlkörper des Getreidekornes verwendet. Vollkorngetreide, Kartoffeln und Pseudogetreide liefern uns Antioxidantien. Sie sind vor allem wertvolle Selen- und Zinkquellen.

Gut zu wissen!

Samen und Körner oder dunkles Gebäck bzw. Brot sind kein Hinweis darauf, ob ein Vollkornprodukt vorliegt. Das erkennen wir nur daran, dass „Vollkorn" im Namen des Produktes enthalten ist und „Vollkornmehl" in der Zutatenliste steht. Laut Österreichischem Lebensmittelbuch muss Vollkornbrot zu mind. 90 % aus Vollkornmehl bestehen.

Ein Viertel der Portion: Eiweißquelle

Pflanzliche Quellen:

- Hülsenfrüchte: Bohnen, Linsen, Kichererbsen, Erbsen
- Sojaprodukte: Sojadrink, Sojajoghurt, Tofu, Tempeh
- Fleischersatzprodukt aus Weizeneiweiß: Seitan
- Nüsse, v. a. Walnüsse, liefern zusätzlich wertvolle Omega-3-Fettsäuren
- Samen und Kerne: Leinsamen, Hanfsamen, Kürbiskerne
- Geringe Mengen in Vollkornprodukten, Hirse, Hafer, Quinoa, Buchweizen

Tierische Quellen:

- Fettarme Milch und Milchprodukte: Käse, Frischkäse, Quark, Hüttenkäse, Joghurt, Buttermilch, Skyr
- Fleisch und Fleischprodukte: max. zweimal pro Woche
- Fisch ein- bis zweimal pro Woche
- Eier

Eine ausreichende Eiweißzufuhr ist besonders wichtig, um Mangelernährung und damit Sarkopenie (Verlust an Muskelmasse) vorzubeugen. Tierische Eiweißquellen sind jedoch auch reich an der entzündungsfördernden Arachidonsäure, deshalb sollten pflanzliche Eiweißquellen, fettarme Milchprodukte und Fisch bevorzugt werden.

Fette

Pflanzliche Öle (Rapsöl, Olivenöl) sollten beim Kochen bevorzugt werden.
Für Salate wertvolle pflanzliche Öle mit hohem Omega-3-Anteil nehmen: Leinöl, Walnussöl, Hanfsamenöl
Beim Backen pflanzliche Margarine oder Öl statt Butter verwenden
Fettarme und schonende Zubereitungsarten wählen: • dünsten, dämpfen • in beschichteter Pfanne braten • grillen • im Backofen braten

Fette sind nicht nur Lieferant von essenziellen Fettsäuren, sondern auch Träger von fettlöslichen Vitaminen und Ausgangssubstanzen von Hormonen. Indem Sie pflanzliche Öle bevorzugen und den Fleischkonsum reduzieren, sorgen Sie dafür, dass Sie nur wenig Arachidonsäure zu sich nehmen, gleichzeitig die Zufuhr an Omega-3-Fettsäuren erhöhen und dadurch das Entzündungsgeschehen der Rheumatoiden Arthritis reduzieren. Wenn Ihr Appetit reduziert ist, können Sie pflanzliche Öle zur Energieanreicherung Ihrer Speisen verwenden.

Tipps für das Essen außer Haus

Zuhause klappt die Umsetzung der Empfehlungen meist gut, weil man alles selbst in der Hand hat. Beim Essen außerhalb der eigenen vier Wände kann sich das etwas schwieriger gestalten. Hier bekommen Sie ein paar einfache Tipps, wie Sie Ihre Mahlzeiten auch außer Haus nährstoffreich gestalten können. Sie können sich dazu immer den „ausgewogenen Teller" zum Vorbild nehmen.

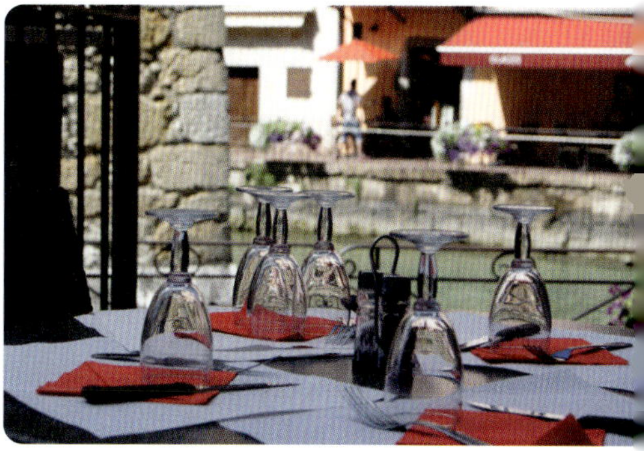

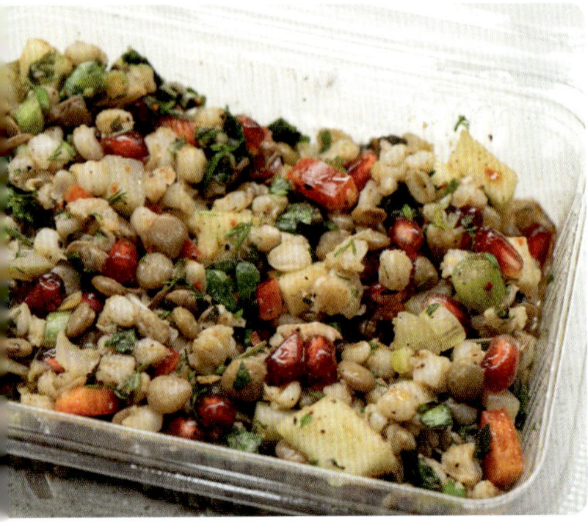

Snacks oder schnelles Mittagessen aus dem Supermarkt:

- Fertige Linsen- oder Kichererbsensalate, evtl. Rohkost dazu
- Hummus mit Falafel und Rohkostgemüse (Snackgurken/Cocktailtomaten/Snackpaprika)
- Grahamweckerl mit Kräuterfrischkäse, Edamer, Rohkostgemüse
- Wrap mit Gemüse und Feta
- Wrap mit Gemüse und Falafel
- Joghurt mit Obst und Walnüssen

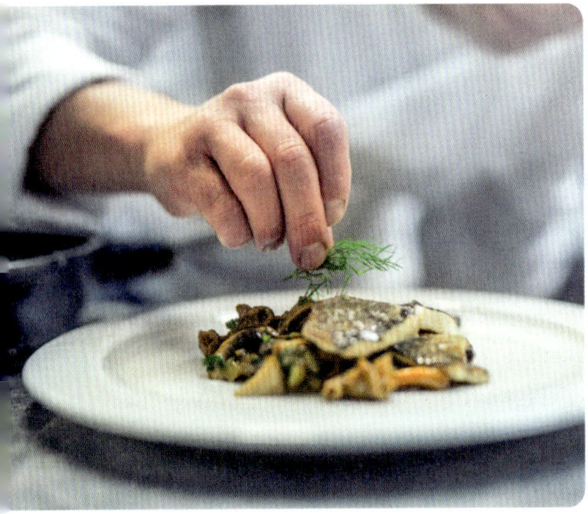

Im Restaurant:

- Salat je nach Geschmacksvorliebe dazubestellen, vor allem bei fettreichen Speisen
- Bohnensalat kann als zusätzliche Eiweißquelle dienen
- Wählen Sie Speisen mit fettarmer Zubereitungsmethode: gegrillt (z. B. Grillpfanne), gebraten, gedünstet, im Ofen gebraten, geschmort
- Fragen Sie nach vegetarischen Gerichten (Eiernocken und Ähnliches wären aber ungeeignet)
- Bestellen Sie häufiger fettarm zubereitete Fischgerichte: gedünstet, gedämpft, im Backofen gebraten
- Wählen Sie Desserts auf Milchproduktebasis und mit Obstkomponente

Essverhalten

Eine Säule der Rheumatherapie ist Stressreduktion, da Stress Entzündungen fördert. Das Essverhalten hat Einfluss auf unseren Stresspegel und auf unser Wohlbefinden. Hier finden Sie ein paar Tipps, um den Genuss beim Essen zu erhöhen:

Bewusst Zeit zum Essen einplanen
Essumgebung ansprechend gestalten – Restaurantatmosphäre • Aufgeräumter Esstisch • Essplatz liebevoll dekorieren und decken: Servietten, Kerzen, Tischset, Tischtuch/-läufer, Blumen ... • Evtl. leise, entspannende Musik im Hintergrund
Essumgebung auch dann ansprechend gestalten, wenn alleine gegessen wird
Speisen genussvoll anrichten
Bewusst essen • Keine Ablenkung durch Arbeit, PC, Smartphone, TV etc. • Drei tiefe Atemzüge nehmen, bevor zu essen begonnen wird • Bewusst den Geruch, die Konsistenz und den Geschmack der Speise wahrnehmen
Bei emotionsregulierendem Essverhalten: Strategien finden, um mit Emotionen umzugehen, ohne dass Essen die erste Bewältigungsstrategie darstellt. Hierbei kann psychologische Unterstützung hilfreich sein.
Selfcare-Time: Nehmen Sie sich Zeit für sich! Sie können nur für andere da sein, solange es Ihnen selbst gut geht. Deshalb ist es wichtig, die eigenen Ressourcen regelmäßig aufzufüllen, um eine hohe psychische Widerstandskraft (Resilienz) zu erhalten. Erstellen Sie eine Liste mit kreativen, entspannenden Tätigkeiten (z. B. Buch lesen, Yoga, Malen) und aktiven Tätigkeiten (z. B. Tanzen, Boxen), die Ihnen Freude bereiten. Manchmal muss man einiges ausprobieren, bis man Leidenschaften entdeckt. Planen Sie dafür bewusst Zeit in Ihrem Terminkalender ein, eine Verabredung mit sich selbst sozusagen.

Sie haben nun sehr viele Informationen erhalten. Gehen Sie bei der Umsetzung am besten Schritt für Schritt vor, statt alles auf einmal zu realisieren. Wir Menschen lieben Gewohnheiten – wenn wir nun alle unsere alten Gepflogenheiten auf einmal über Bord werfen, wird das nicht von langer Dauer sein.

„Rom wurde auch nicht an einem Tag erbaut!"

Sprichwort, Herkunft unbekannt

- Überlegen Sie anfangs, welche Umsetzungen Ihnen leichtfallen würden und welche herausfordernd werden.
- Suchen Sie sich zwei bis drei Punkte der Empfehlungen bei Rheumatoider Arthritis aus, an denen Sie arbeiten möchten. Es sollte eine Mischung aus leichter und schwererer Umsetzbarkeit sein.
- Gehen Sie zur nächsten Empfehlung über, wenn Sie das Gefühl haben, aus einer Empfehlung bereits eine Gewohnheit etabliert zu haben.
- Bei Empfehlungen zu gesundem Essverhalten und Bewegung:
  - Planen Sie im Kalender Zeit für sich ein. Scannen Sie Ihren Alltag und überlegen Sie, zu welcher Tageszeit, Mahlzeit, an welchem Wochentag ... es am besten möglich ist, eine Empfehlung umzusetzen (z. B. bewusst Essen, Selfcare-Time ...).
  - Fangen Sie auch hier klein an, wenn Sie das Gefühl haben, keine Zeit zu haben. 15–20 Minuten sind ein guter Auftakt! Wenn wir von sieben Stunden Schlaf ausgehen, bleibt da noch sehr viel Zeit ...

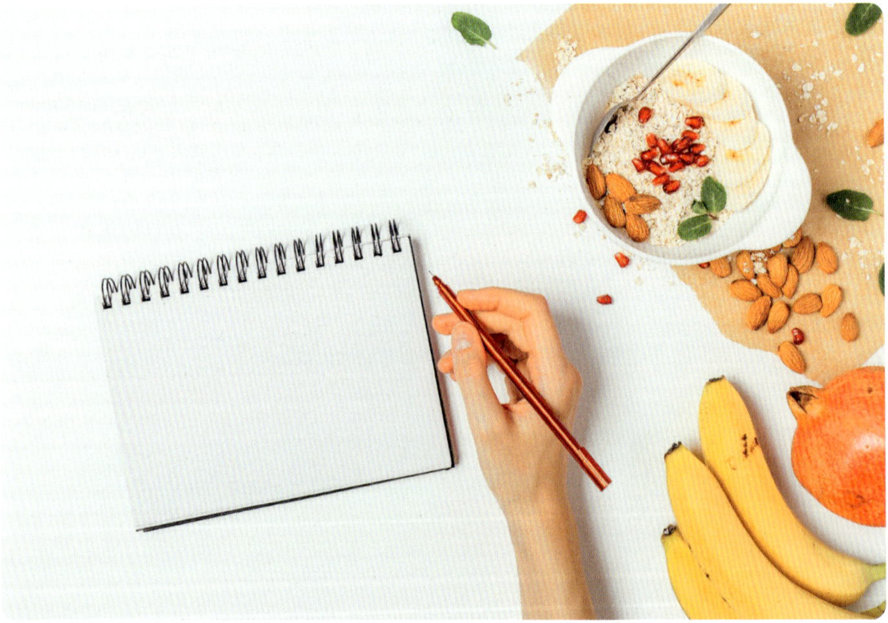

Zusammenfassung der wichtigsten Punkte

Fleischarme bzw. vegetarische Ernährung: Hauptaugenmerk auf Hülsenfrüchte
Regelmäßig essen, 3–5 Mahlzeiten pro Tag
Ein- bis zweimal pro Woche Fisch (Lachs, Hering, Makrele), ggf. Fischöl- oder Algenölsupplemente einnehmen
Rapsöl zum Kochen verwenden
Beim Backen Margarine statt Butter verwenden
Walnussöl, Hanföl und Leinöl für Salate oder ein paar Tropfen ins Müsli
Nüsse, vor allem Walnüsse, als Topping aufs Müsli, in Salate oder als Snack (nicht mehr als eine Handvoll täglich, da sie auch eine reichhaltige Fettquelle sind)
Geschrotete Leinsamen, Hanfsamen, Kürbiskerne, Sonnenblumenkerne im Müsli oder im Salat
Eat the rainbow: bunte Auswahl an Gemüse und Obst, dreimal pro Tag Gemüse, zweimal pro Tag Obst
Abwechslung auch zwischen Rohkost und warmer Gemüsebeilage
Kalziumreiche Mineralwässer >150 mg/Liter trinken
Milch und Milchprodukte oder kalziumangereicherte Milchalternativen als Kalzium- und Eiweißquelle
Max. 3–4 Tassen Kaffee pro Tag
Eiweiß bei jeder Mahlzeit aus pflanzlichen Quellen und fettarmen Milchprodukten beziehen
Bewegung im Alltag erhöhen: öfter zu Fuß gehen, Treppen steigen, bei sitzendem Beruf jede Stunde aufstehen und ein Glas Wasser holen, ein paar Schritte gehen, Dehnübungen
Zusätzlich zur Alltagsbewegung: sportliche Betätigung mit hoher Intensität und Krafttraining zur Prävention von Herz-Kreislauf-Erkrankungen und Sarkopenie
Finden Sie eine Sportart, die Ihnen Spaß macht! Probieren Sie Verschiedenes aus und holen Sie sich für mehr Motivation eine:n Trainingspartner:in!
Bewegung im Freien ist für die Vitamin-D-Produktion wichtig. Achtung: geringe Vitamin-D-Produktion im Winter
Vitamin-D-Supplementation nach Statusabklärung
Setzen Sie die Empfehlungen am besten Schritt für Schritt um, nicht alles auf einmal!

Eine positive Auswirkung auf das Krankheitsgeschehen kann nach 3 Monaten erwartet werden.

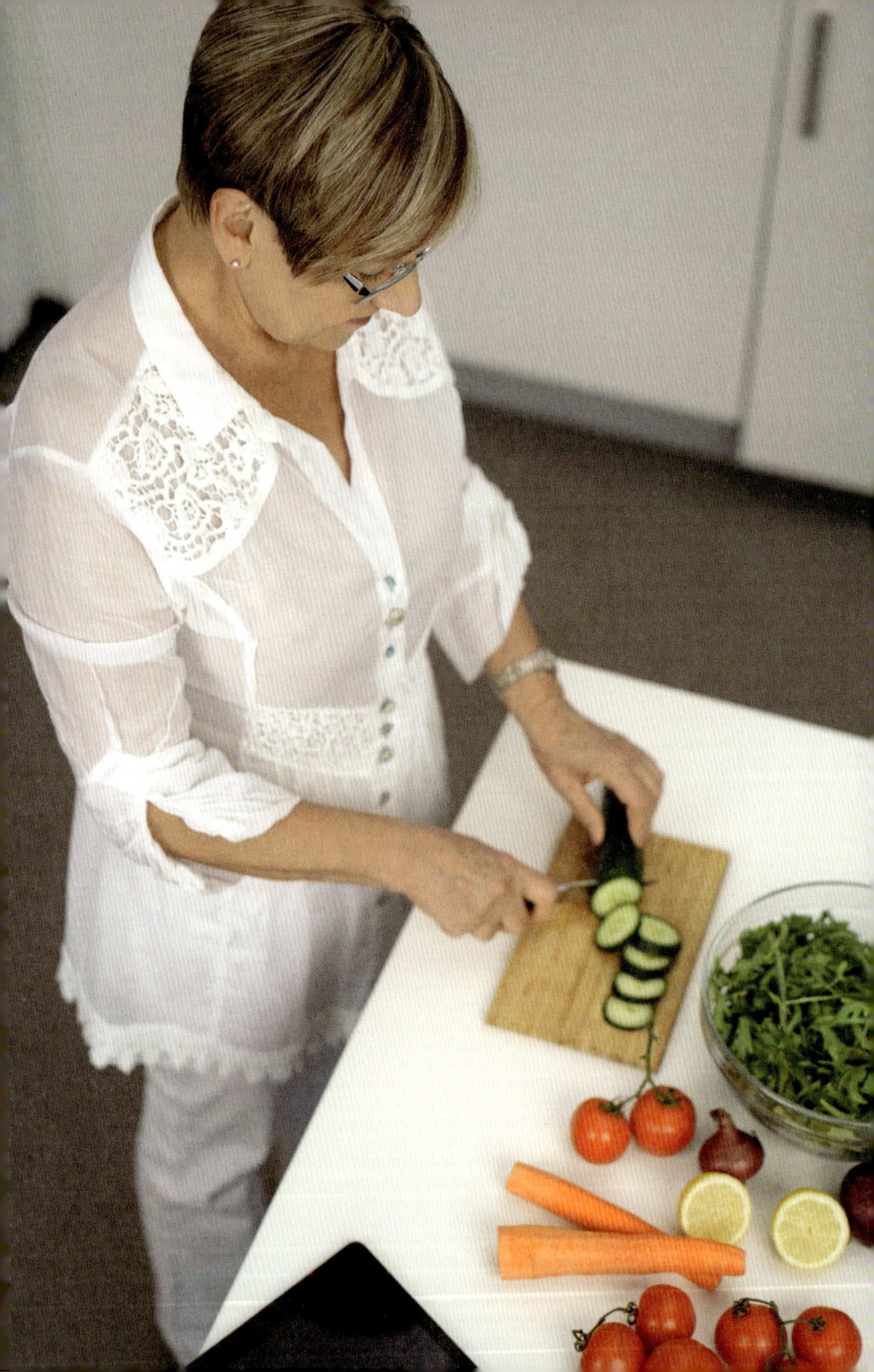

REZEPTE

Im Rezeptteil finden Sie über 80 Rezepte, die bei Rheumatoider Arthritis geeignet sind. Zum Kochen wird immer Rapsöl verwendet, es sei denn, Olivenöl passt geschmacklich besser. Die meisten Rezepte sind vegetarisch, da diese arm an Arachidonsäure sind. Vegane Gerichte enthalten keine Arachidonsäure.

Manche Rezepte, bei denen ein vorteilhafter Nährstoff besonders hervorsticht, sind mit einem Symbol versehen:

Vegan

Omega-3-Fettsäure-Quelle

Reich an Eiweiß

Ca Reich an Kalzium

Tipps für die Zubereitung

Saisonal & regional!

Sie können Obst und Gemüse bei den Rezepten je nach Saison austauschen. Saisonale und regionale Produkte schonen die Umwelt und die Geldbörse. Sie weisen zudem einen höheren Vitamingehalt auf, da die Transport- und Lagerdauer geringer ist. Saisonale Produkte schmecken meist auch besser, da sie unter natürlichen Bedingungen gezogen wurden.

Geschmackliche Aufwertung durch Gewürze und Kräuter

Gewürze sind ein unverzichtbarer Bestandteil der Küche! Sie verleihen Ihren Speisen nicht nur einen herrlichen Geschmack, sondern mitunter auch Farbe. Durch die geschmackliche Aufwertung werden Sie weniger Salz benötigen.

Bei Tiefkühlgemüse greifen Sie zu den ungewürzten, naturbelassenen Produkten. Die bereits gewürzten Tiefkühlprodukte enthalten zusätzlich meist Zucker, Fett und Salz. Wenn Sie selbst würzen, haben Sie es in der Hand und Ihrer Fantasie sind keine Grenzen gesetzt.

Frische und tiefgefrorene Salatkräuter (z. B. Petersilie, Basilikum) sind im Gegensatz zu getrockneten Salatkräutern sehr aromatisch. Holzige Kräuter (z. B. Rosmarin, Thymian) werden in getrockneter Form verwendet, da das Aroma erhalten bleibt. Verwenden Sie getrocknete, gefrorene und frische Kräuter nach Belieben:

- Für die mediterrane Küche, Speisen mit Käse und Salate: Oregano, Basilikum, Bohnenkraut, Majoran, Thymian, Rosmarin, Schnittlauch, Petersilie, Dill, Lorbeerblatt
- Für Suppen und Eintöpfe: Liebstöckel, Currygewürzmischungen, Koriander, Ingwer, Kümmel, Kurkuma, Schnittlauch, Petersilie, Chili, Bohnenkraut
- Für Kartoffelgerichte/Püree: Paprikapulver, Muskat, Petersilie, Pfeffer
- Für Fischgerichte: Zitronengras, Zitronensaft/Zitronenzesten, Dill, Petersilie, Paprikapulver, Rosmarin, Kurkuma, Koriander, Kümmel, Ingwer, Pfeffer, Chili
- Für Gemüsegerichte: Kurkuma, Rosmarin, Thymian, Paprikapulver, Petersilie, Schnittlauch, Dill, Basilikum, Oregano, Majoran

Nährstoffreiche Aufwertung

Mit Samen und Kernen geben Sie Ihrer Speise einen Nährstoffboost. Sie können je nach Belieben ca. jeweils 1 EL in Salate, in ein Brot, in Nudelgerichte, Eintöpfe, in die Gemüsebeilage oder auch ins Müsli und den Joghurt mischen. Kombinieren Sie nach Belieben!

- Geschrotete Leinsamen: Omega-3-Fettsäuren, Eiweiß
- Hanfsamen: Omega-3-Fettsäuren, Eiweiß
- Walnusskerne: Omega-3-Fettsäuren, Eiweiß, Mineralstoffe
- Andere Nüsse: Eiweiß, Mineralstoffe
- Kürbiskerne: Mineralstoffe (v. a. Zink)
- Sonnenblumenkerne: Mineralstoffe
- Sesam: Mineralstoffe (v. a. Kalzium)
- Mohn: Mineralstoffe (v. a. Kalzium)

SUPPEN

KOHLRABI-KERBEL-CREMESUPPE

Zutaten für 2 Portionen:

- 2 Knollen Kohlrabi (ca. 600 g)
- 1 Zwiebel
- 1 EL Rapsöl
- ½ l Gemüsebrühe
- 300 ml Milch (1,5 % Fett)
- Salz, Pfeffer
- 40 g Kerbel
- ½ Bund Petersilie
- 2 Scheiben Vollkornbrot (optional)

Zubereitung:

Den Kohlrabi halbieren, putzen und schälen. Die Zwiebel schälen und mit dem Kohlrabi in grobe Würfel schneiden.

Beides in einem Topf in Öl bei mittlerer Hitze 2–3 Minuten andünsten. Brühe und Milch dazugießen, alles mit Salz und Pfeffer würzen und einmal aufkochen lassen. Mit geschlossenem Deckel etwa 15 Minuten weich garen.

Inzwischen Kerbel und Petersilie waschen und trocken schütteln, einige Kerbelblätter von den Stielen zupfen und beiseitelegen. Restlichen Kerbel und Petersilie mit den Stielen grob hacken. Die Kräuter zum Gemüse geben.

Den Topf vom Herd nehmen und alles mit einem Stabmixer fein pürieren. Die Suppe mit Salz und Pfeffer abschmecken. Mit dem beiseitegelegten Kerbel bestreut servieren. Dazu schmeckt pro Portion 1 Scheibe Vollkornbrot.

SCHNELLE FISCHSUPPE

Zutaten für 2 Portionen:

- 2 Fischfilets, tiefgefroren
- 1 Pkg. Suppengemüse
- 1 TL Paprikapulver edelsüß
- 1 Jungzwiebel
- 2 Knoblauchzehen
- ½ l Wasser
- ⅛ l Weißwein trocken
- Salz, Pfeffer
- 3–4 Wacholderbeeren
- 1 Lorbeerblatt
- 1 TL Suppenwürze
- 1 EL Rapsöl

Zubereitung:

Für die Fischsuppe Jungzwiebel fein schneiden und in einem Suppentopf mit 1 EL Öl dünsten. Hitze reduzieren, Paprikapulver einrühren und mit Wasser aufgießen. Knoblauch zerdrücken und hinzufügen. Nun die restlichen Zutaten in die Suppe geben.

Die Fischsuppe bei geringer Hitze köcheln lassen, bis der Fisch und das Gemüse weich gegart sind, etwa 20–30 Minuten.

Mit Salz und Pfeffer abschmecken.

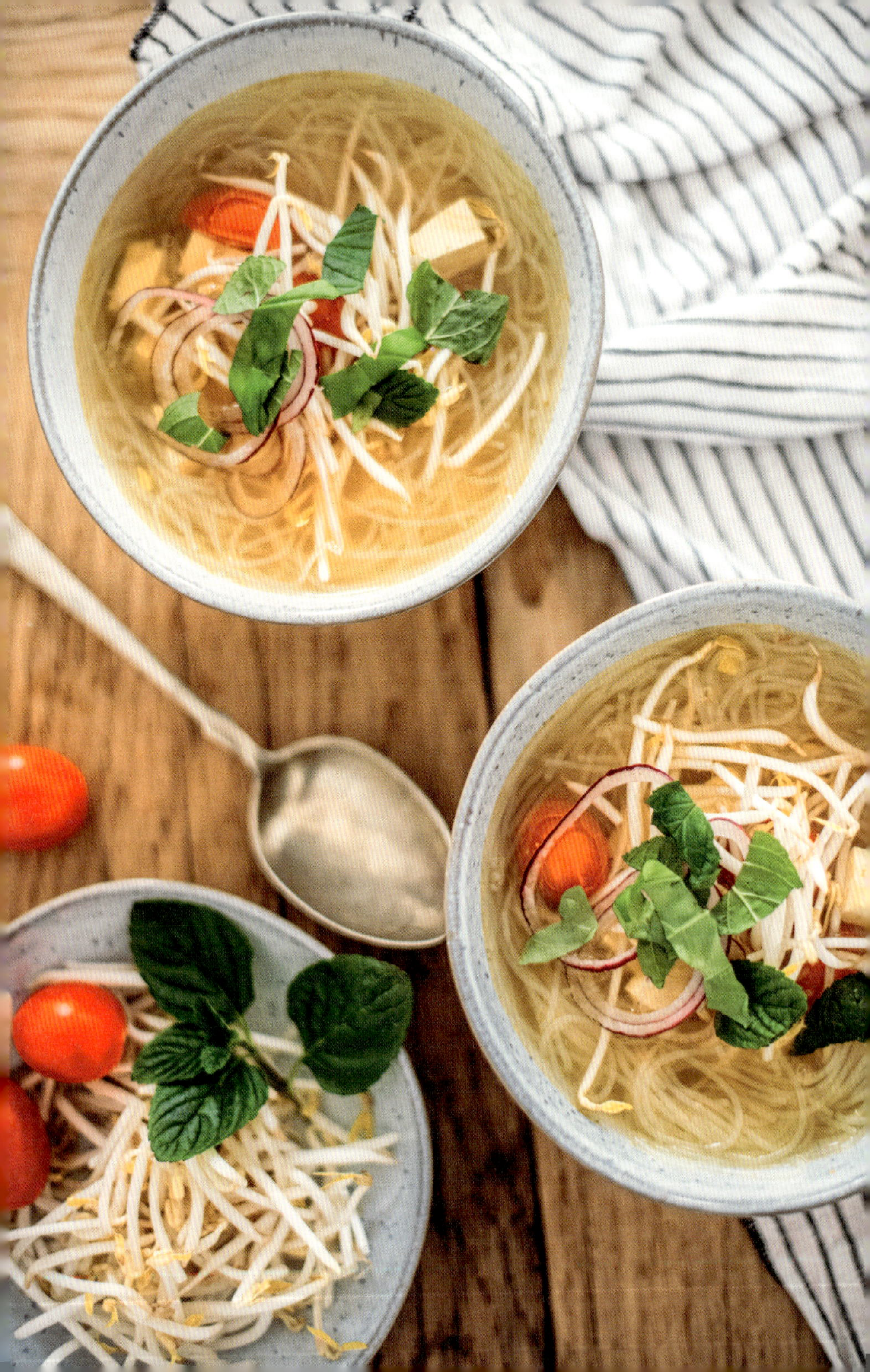

ASIATISCHE FRÜHSTÜCKSSUPPE MIT TOFU UND GLASNUDELN

Zutaten für 4 Portionen:

- 150 g Glasnudeln
- 200 g Cherrytomaten
- 200 g Tofu
- 1 rote Zwiebel
- 25 g Ingwer
- 2 Knoblauchzehen
- 1 rote Chili
- 1 ½ l Gemüsesuppe
- 3 EL Limettensaft
- 1 EL natives Sesamöl
- 6 EL Sojasauce
- 100 g Bohnenkeimlinge
- ½ Handvoll Basilikum-, Minz- und Korianderblätter
- Salz

Zubereitung:

Nudeln in Salzwasser nach Packungsanleitung garen.

Währenddessen die Tomaten halbieren. Tofu trocken tupfen und würfeln. Zwiebel schälen und in feine Streifen schneiden. Ingwer und Knoblauch schälen und fein würfeln. Chili putzen und fein hacken.

Suppe mit Ingwer, Knoblauch und Chili aufkochen, Nudeln, Tomaten und Tofu dazugeben und 1 bis 2 Minuten erhitzen. Suppe mit Limettensaft, Sesamöl und Sojasauce würzen und abschmecken.

Suppe anrichten, Zwiebel, Bohnenkeimlinge und Kräuter daraufgeben und servieren.

ROTKRAUT-BOHNEN-SUPPE

Zutaten für 4 Portionen:

- 1 Dose Bohnen (je nach Vorliebe)
- 150 g Rotkraut/Rotkohl
- 2 EL Rapsöl
- 1 TL Kümmel, gemahlen
- 1 l Wasser
- 2 EL Suppenwürze (bei gekaufter Suppenwürze darauf achten, dass wirklich nur getrocknetes Suppengemüse enthalten ist)
- Salz, Pfeffer

Zubereitung:

Rotkraut putzen, klein schneiden oder raspeln und waschen. Bohnen abtropfen lassen.

Rotkraut in einem Topf mit Öl dünsten. Kümmel nur kurz mitdünsten, sonst wird er bitter. Mit Wasser ablöschen, Suppenwürze hinzufügen und etwa 20 Minuten köcheln lassen.

Die Bohnen zugeben und alles nochmals zehn Minuten köcheln lassen.

Mit Salz und Pfeffer abschmecken.

SELLERIECREMESUPPE MIT GERÖSTETEN KICHERERBSEN

Zutaten für 4 Portionen:

Suppe:

- 1 l Gemüsebrühe
- 500 g Sellerieknolle
- 1 EL Rapsöl
- 1 mittelgroße Zwiebel
- 2 Knoblauchzehen
- 2 EL Sauerrahm/Crème fine 7 %
- Salz, Pfeffer

Geröstete Kichererbsen:

- 150 g Kichererbsen (Dose, abgetropft und im Sieb abgespült)
- ½ TL geräuchertes Paprikapulver
- ¼ TL Salz
- ¼ TL Kurkuma
- 1 Prise Cayennepfeffer
- 1 TL Rapsöl

Zubereitung:

Den Ofen auf 200 °C Ober- und Unterhitze vorheizen. Die Kichererbsen in einem Sieb gut abwaschen und abtropfen lassen. In eine Schüssel geben.

Die Gewürze in einer kleinen Schüssel vermengen.

1 TL Öl über die Kichererbsen träufeln und verrühren, dann die Gewürzmischung hinzufügen und alles gut vermischen. Die Kichererbsen auf ein mit Backpapier ausgelegtes Backblech geben und 25–30 Minuten rösten.

Inzwischen für die Suppe die Sellerieknolle schälen und in Würfel schneiden. Die Zwiebel fein schneiden.

In einem größeren Topf Zwiebel und gepresste Knoblauchzehen mit 1 EL Rapsöl glasig anbraten. Die Selleriewürfel hinzugeben und kurz mitrösten. Mit der Gemüsebrühe aufgießen und etwa 12–15 Minuten weichköcheln.

Den weich gekochten Sellerie mit einem Stabmixer fein passieren. Mit Sauerrahm/Crème fine und Salz und Pfeffer abschmecken. In Schüsseln anrichten. Die Kichererbsen als Einlage hinzufügen.

Durch die Kichererbsen nehmen Sie bereits mit der Suppe ein wenig Eiweiß zu sich.

LINSEN-KAROTTEN-SUPPE

Zutaten für 4 Portionen:

- 1 EL Rapsöl
- 1 Zwiebel
- 1 Knoblauchzehe
- 5 cm dicke Ingwerscheibe, frisch
- 8 mittelgroße Karotten
- 1 Tasse (125 g) orange/gelbe Linsen
- 1 l Wasser
- 2 TL Suppenwürze
- 1 EL Currypulver
- 1 TL Kurkuma, gemahlen
- 1 TL Petersilie frisch oder TK
- 1 TL Majoran, gerebelt
- Salz, Pfeffer
- 100 ml Orangensaft

Zubereitung:

Zwiebel in grobe Stücke schneiden. Karotten gründlich waschen, falls sie keine Bio-Ware sind, auch schälen. Karotten in ca. 1 cm dicke Scheiben schneiden. Knoblauch und Ingwer klein hacken.

In einem mittelgroßen Topf Zwiebel in Öl bei niedriger Temperatur anschwitzen. Karotten hinzufügen. Knoblauch, Ingwer, Currypulver und Kurkuma kurz leicht mitrösten, bis die Gewürze zu duften beginnen. Mit 700 ml Wasser aufgießen, Suppenwürze hinzufügen und so lange köcheln lassen, bis die Karotten weich genug sind, um sie zu pürieren (ca. 10–15 Minuten).

In der Zwischenzeit die Linsen in einem Sieb waschen, bis kein Schaum mehr entsteht.

Wenn die Karotten weich sind, den Kochtopf vom Herd nehmen und die Suppe vorsichtig mit einem Pürierstab je nach Belieben fein oder grob pürieren. Topf wieder auf die Platte stellen, Linsen und 300 ml Wasser hinzufügen. Majoran und Petersilie hinzugeben und 15 Minuten kochen lassen. Mit Salz und Pfeffer abschmecken. 100 ml Orangensaft für eine erfrischend fruchtige Note hinzufügen. Je nach gewünschter Konsistenz noch Wasser hinzufügen.

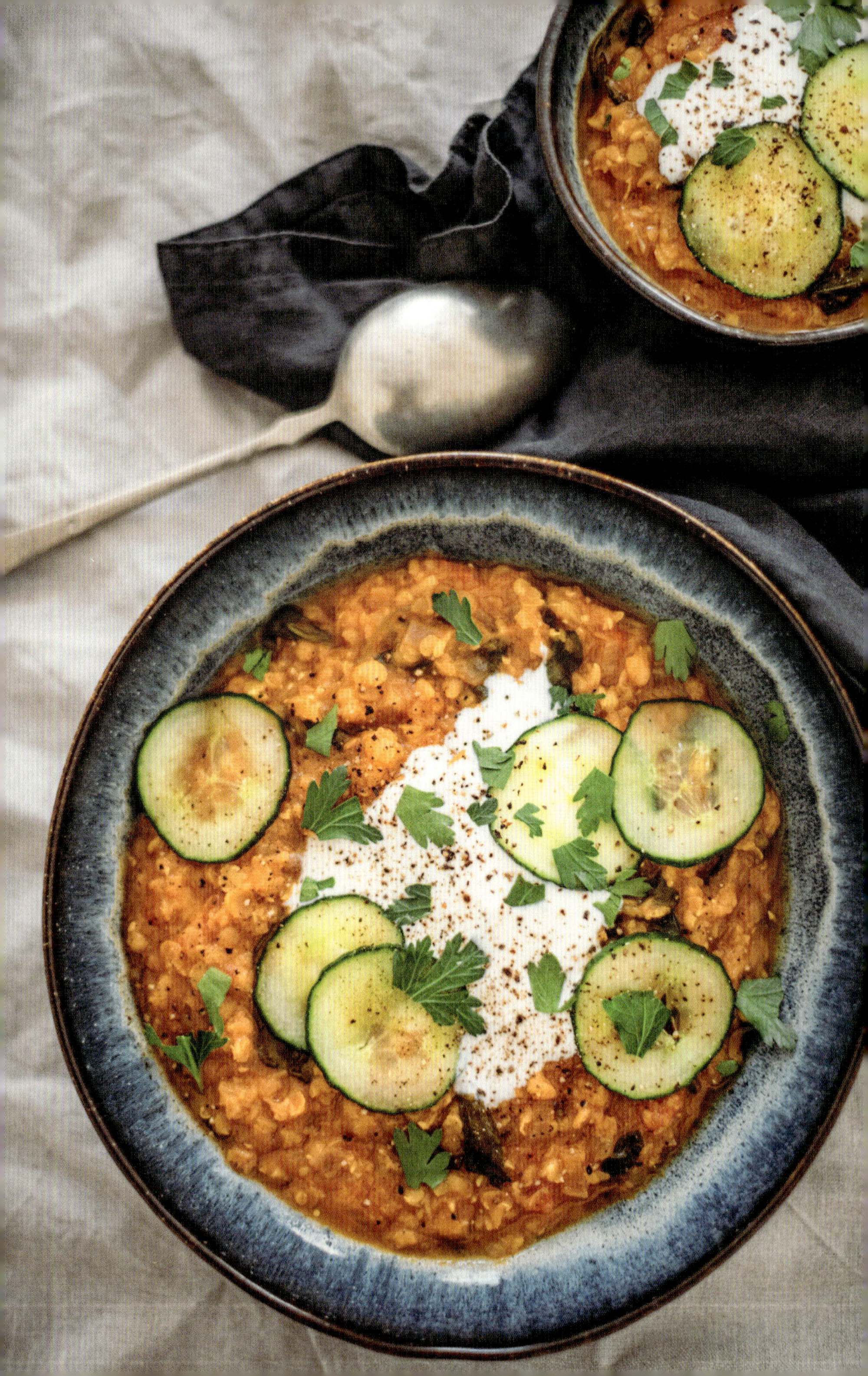

CURRY-KOKOS-LINSEN-SUPPE MIT SPINAT

Zutaten für 4 Portionen:

- 2 mittelgroße Zwiebeln
- 2 EL Rapsöl
- 3 Knoblauchzehen
- 15 g Ingwer
- 1 geh. EL Currypulver
- ½ TL Chiliflocken
- 75 g Apfel
- 200 g rote Linsen
- 2 EL Kokosraspeln (optional)
- 400 g gehackte Tomaten
- 400 ml Kokosmilch
- 1 ½ TL Salz
- 1 Handvoll frischer Blattspinat

Für das Topping:

- ½ Gurke
- ½ TL Salz

Außerdem:

- Saft von ½ Zitrone
- 4 EL Sojajoghurt

Zubereitung:

Für das Topping die Gurke fein hobeln oder in dünne Scheiben schneiden. Mit Salz vermengen, anschließend mit den Händen leicht einmassieren und beiseitestellen.

Für die Suppe die Zwiebeln fein würfeln. Öl in einen heißen Topf geben, Zwiebelwürfel bei niedriger bis mittlerer Hitze 7 Minuten anschwitzen. Ab und zu umrühren.

Knoblauch und Ingwer fein hacken, zusammen mit dem Currypulver und den Chiliflocken in den Topf hinzufügen und weitere 4 Minuten unter Rühren braten.

Apfel fein reiben, zusammen mit den roten Linsen und optional mit den Kokosraspeln unterrühren. Mit gehackten Tomaten, Kokosmilch und 400 ml Wasser ablöschen, mit Salz würzen und mit geschlossenem Deckel bei mittlerer Hitze 25 Minuten köcheln lassen.

Spinat unterheben und bei niedriger Hitze 5 Minuten ziehen lassen. Mit Zitronensaft würzen und mit den schnell eingelegten Gurken und dem Joghurt garniert servieren.

Tipp: Fügen Sie 1 EL Kürbiskerne für eine Portion Crunch hinzu.

KLEINE SPEISEN

FRUCHTIGER LINSENSALAT

Zutaten für 4 Portionen:

- 200 g Belugalinsen
- 200 g Edamame
- 250 g Erdbeeren
- 1 gelbe Paprikaschote
- 1 Zucchini
- 100 g Tomaten
- 1 EL Sojasauce
- 12 Walnüsse, halbiert

Dressing:

- 2 EL Balsamico
- 2 EL Zitronensaft
- 2 EL Olivenöl
- Salz, Pfeffer, Sesam, 1 TL Schwarzkümmel, 3 große Minzeblätter, Basilikum

Zubereitung:

Linsen in kochendem Wasser nach Packungsanleitung garen, bis sie gar sind. Abgießen, beiseitestellen und abkühlen lassen. Edamame in kochendem Salzwasser 5 Minuten garen. Abgießen, abkühlen lassen.

Erdbeeren waschen, putzen und in kleine Stücke schneiden. Paprika, Zucchini und Tomaten waschen und in mundgerechte Stücke schneiden. In etwas Olivenöl in einer Pfanne anbraten. Mit Sojasauce ablöschen.

Balsamico, Olivenöl, Zitronensaft, Schwarzkümmel, Salz und Pfeffer kräftig miteinander verrühren. Basilikum und Minze waschen, trocken tupfen und grob hacken. Alle Zutaten mit dem Dressing vermengen und in 4 Schüsseln füllen. Mit halbierten Walnüssen garnieren.

KÜRBISKERNAUFSTRICH

Zutaten:

- 100 g Frischkäse
- 2 EL Joghurt
- 100 g Schafskäse
- 1–2 EL gehackte Kürbiskerne
- 1 Knoblauchzehe
- 1 EL Kürbiskernöl
- Salz, Pfeffer
- Etwas Kürbiskernöl zum Garnieren

Zubereitung:

Die Kürbiskerne auf einem Brett sehr fein hacken. Alle Zutaten zu einem cremigen Aufstrich verrühren.

In eine Schüssel füllen und mit ein paar Tropfen Kürbiskernöl und Kürbiskernen dekorieren.

COUSCOUS-SALAT

Zutaten für 4 Portionen:

- 1 Kugel Mozzarella
- 1 Salatgurke
- 6 Radieschen
- 200 g Couscous
- 300 ml Wasser
- 2 Frühlingszwiebeln
- 1 EL Sonnenblumenkerne
- 1 EL Gewürze (Curry oder Garam Marsala)
- 1 Bio-Zitrone

Für das Dressing:

- 5 EL Sesamöl
- 3 EL Einlegeflüssigkeit von Essiggurken
- 1 EL Honig
- Salz, Pfeffer

Zubereitung:

Für das Dressing alle Zutaten miteinander verrühren und mit etwas Salz und Pfeffer abschmecken.

Für den Salat das Wasser für den Couscous mit den Gewürzen und 1 TL Salz vermischen und zum Kochen bringen. Couscous in eine Schüssel geben und das kochende Wasser darüber leeren (ca. daumendick über dem Couscous). Dann die Schüssel mit einem Tuch oder mit Folie abdecken und mindestens 5 Minuten ziehen lassen.

Zitrone heiß abwaschen und etwa die Hälfte der Schale abreiben. Den Zitronenabrieb mit ca. 2 EL Sesamöl unter den durchgezogenen Couscous mischen und evtl. noch mit Salz und Pfeffer abschmecken.

Das Gemüse waschen. Die Gurke der Länge nach bis zum Kern in dünne Streifen schneiden (mundgerecht). Die Radieschen ebenfalls in feine Streifen schneiden und beides mit den Sonnenblumenkernen vermischen. Frühlingszwiebel in dünne Ringe schneiden und mit dem übrigen Gemüse vermengen.

Mozzarella in kleine Stücke zupfen. 4 saubere Marmeladengläser vorbereiten. Zuerst Couscous, dann Mozzarella und danach das Gemüse Schicht für Schicht in das Glas geben.

Ohne Dressing ist der Salat praktisch zum Mitnehmen! 2–3 EL Dressing können kurz vor dem Essen hinzugefügt werden.

- 2–3 EL Dressing auf den Salat leeren und das Glas gut verschließen.
- Das Glas einmal umdrehen und sofort genießen.

KAROTTEN-NUSS-AUFSTRICH

Zutaten für 2 Portionen:

- 200 g Quark/Topfen
- ½ Becher Sauerrahm
- 1 Karotte
- 80 g Walnüsse, gerieben
- ½ TL Salz

Zubereitung:

Quark und Sauerrahm miteinander vermengen, Karotten fein raspeln. Alle Zutaten miteinander vermengen.

LINSEN-ZUCCHINI-FALAFEL MIT GRILLPAPRIKA-SAUCE

Zutaten für 4 Portionen:

- 200 g Zucchini
- 530 g Linsen (Dose, Abtropfgewicht)
- 1 EL Speisestärke
- 3 EL Semmelbrösel
- 560 g Grillpaprika (Glas)
- 2 Knoblauchzehen
- 1 TL Cayennepfeffer
- 1½ EL Rapsöl
- 4 EL Kräuter nach Belieben (z. B. Minze, Melisse, Dill und Petersilie)
- Salz, gemahlener schwarzer Pfeffer

Zubereitung:

Zucchini reiben, mit 1 TL Salz vermischen und 10 Minuten rasten lassen. Währenddessen Linsen mit Salz, Pfeffer, Stärke und Semmelbröseln grob pürieren. Zucchini mit den Händen sehr gut auspressen und mit der Linsenmasse verrühren. Ca. 30 Minuten rasten lassen.

Währenddessen 6 Paprikastücke in feine Streifen schneiden. Knoblauch schälen. Restliche Paprikastücke mit 1–2 EL Einlegeöl aus dem Glas und Knoblauch in einem Standmixer pürieren. Sauce und Paprikastreifen in einem Topf unter gelegentlichem Rühren bei mittlerer Hitze erwärmen, jedoch nicht kochen. Mit Salz und Cayennepfeffer pikant abschmecken.

Rapsöl in einem Topf auf ca. 160 °C erhitzen (wenn an einem hineingetauchten Holzstiel Bläschen aufsteigen, ist es heiß genug). Sollte die Linsenmasse noch zu feucht sein, etwas mehr Stärke und Brösel hinzugeben. 12 tischtennisballgroße Falafel aus der Masse formen und im Öl knusprig braten. Auf Küchenpapier abtropfen lassen.

Sauce und Falafel anrichten, mit Kräutern garnieren und servieren.

Tipp: Wer es gerne besonders scharf mag, kann statt Cayennepfeffer auch eine frische, scharfe Chilischote mitmixen.

ROHKOSTAUFSTRICH

Zutaten:

- 250 g Magerquark/ Magertopfen
- 1 Karotte
- 2 EL Joghurt
- 1 Apfel
- 1 Stange Lauch (10 cm)
- 1 kleine Zwiebel
- Salz, Pfeffer

Zubereitung:

Magerquark mit Joghurt in einer Schüssel glattrühren. Karotte und Apfel waschen und fein raspeln. Das Kerngehäuse nicht mitraspeln! Lauch fein schneiden und Zwiebel fein hacken. Alles vermengen und pikant abschmecken.

TOFU-GEMÜSE-RÖLLCHEN MIT PAPRIKA-WALNUSS-SALSA

Zutaten für 4 Portionen:

- 400 g rote Paprikaschoten
- 3 Knoblauchzehen
- 70 g Walnusskerne
- 1 EL Zitronensaft
- 2 EL Olivenöl
- 300 g Melanzani
- 300 g Zucchini
- 12 Thymianstängel
- 2 Pkg. Tofu (Kühlregal)
- 1 TL Chiliflocken
- 2 EL Rapsöl
- 10 Basilikumblätter
- Salz, schwarzer Pfeffer

Zubereitung:

Backofen auf 260 °C (Ober-/Unterhitze, 240 °C Umluft) vorheizen. Paprika auf ein mit Backpapier ausgelegtes Backblech legen und auf mittlerer Schiene ca. 30 Minuten rösten, bis die Haut schwarz ist. Herausnehmen, mit einem feuchten Tuch abdecken und abkühlen lassen. Haut, Stiel und Kerne entfernen und das Fruchtfleisch kleiner schneiden. Knoblauch schälen und mit dem Paprikafruchtfleisch, den Nüssen, dem Zitronensaft und 1 EL Olivenöl grob pürieren. Mit Salz und Pfeffer abschmecken.

Melanzani und Zucchini putzen und der Länge nach in feine, 2 bis 3 mm breite Scheiben schneiden. 2 EL Thymianblätter abzupfen, mit dem restlichen Olivenöl (1 EL) und etwas Pfeffer vermischen und die Melanzani und Zucchini damit marinieren.

Tofu in 2 bis 3 cm große Würfel schneiden, mit den Gemüsescheiben umwickeln und mit Chili bestreuen. Rapsöl in einer Pfanne erhitzen und die Röllchen darin bei mittlerer bis starker Hitze rundum goldbraun braten. Herausnehmen, etwas abtropfen lassen und salzen.

Tofu-Gemüse-Röllchen mit Paprika-Walnuss-Salsa anrichten. Mit den restlichen Thymianstängeln und Basilikum garnieren und servieren.

THUNFISCHAUFSTRICH

Zutaten:

- 1 kleine Stange Lauch
- 4 Essiggurken
- Je ½ rote und gelbe Paprikaschote
- 200 g Quark/Topfen
- 50 g Frischkäse
- 1 EL Senf
- 150 g Thunfisch (im eigenen Saft, abgetropft)
- Salz, Pfeffer

Zubereitung:

Lauch schälen und fein hacken. Paprika waschen, putzen und in feine Würfel schneiden. Essiggurken ebenfalls fein kleinwürfelig schneiden.

Quark mit Frischkäse und Senf verrühren. Geschnittenes Gemüse und den abgetropften Thunfisch untermengen und mit Salz und Pfeffer würzen.

SCHNELLE BRÖTCHEN

Zutaten für ca. 12 Stück:

- 250 g Vollkornmehl (Dinkel oder Weizen)
- 500 g glattes Mehl
- 2 Pkg. Trockenhefe
- 500 ml lauwarmes Wasser
- 2 TL Salz
- 1 TL Zucker
- Evtl. Saaten zum Bestreuen: Kürbiskerne, Sesam, Mohn, Leinsamen, Sonnenblumenkerne ...

Zubereitung:

Den Ofen auf 225 °C Ober- und Unterhitze vorheizen.

Trockenhefe, Mehl, Salz und Zucker in einer großen Schüssel vermengen und 500 ml lauwarmes Wasser hinzugeben. Mit einem Kochlöffel verrühren und mit den Händen zu einem Teig kneten. Wenn der Teig in der Schüssel fertig geknetet wurde, kann mit einem Esslöffel Teig abgestochen werden. Diese Stücke zu Bällchen formen und auf ein mit Backpapier ausgelegtes Backblech setzen.

Alternativ kann der Teig auch auf einer sauberen Arbeitsfläche geknetet werden. Dazu immer wieder etwas Teig von außen in die Mitte schlagen, das spannt die Oberfläche. Dann ebenso Teig abstechen und zu einer zucchinigroßen Rolle formen. Anschließend die Rolle in gleichmäßige Stücke teilen und auf ein mit Backpapier ausgelegtes Backblech setzen.

Die Brötchen mithilfe eines Backpinsels mit Wasser benetzen, wenn gewünscht mit Saaten verzieren und die Brötchen ca. 20 Minuten im Ofen backen. Nach 10 Minuten können sie mit sauberen Händen noch einmal mit Wasser besprenkelt werden.

Um festzustellen, ob die Brötchen gar sind, eines herausnehmen und mit dem ganzen Finger auf die Unterseite klopfen – hört sich das Klopfen hohl an, das Brötchen in der Mitte brechen und die Teigkonsistenz prüfen. Es sollte innen nicht klebrig oder feucht sein.

Wenn die Brötchen durchgebacken sind, aus dem Ofen nehmen, auf eine hitzebeständige Unterlage (Brett) stellen und noch einmal mit Wasser besprenkeln.

PAPRIKA-FETA-AUFSTRICH

Zutaten:

- 100 g Feta
- 100 g Frischkäse
- 1 rote Paprikaschote
- 1 EL Olivenöl
- Pfeffer

Zubereitung:

Den Feta in kleine Würfel schneiden und mit dem Frischkäse und Öl vermengen.

Paprika waschen und ebenfalls fein würfeln. Unter den Aufstrich mengen und mit etwas Pfeffer abschmecken.

RHABARBERCHUTNEY

Zutaten:

- 500 g Rhabarber
- 3–4 Knoblauchzehen
- 1–2 Chilischoten
- 4–5 EL Zucker
- 1 EL Salz
- 3 EL Walnusskerne
- 1 EL Schwarzkümmel
- 150 g Rosinen
- 100 ml Portwein (ersatzweise Apfelsaft)
- 4 Stängel Minze

Zubereitung:

Die Rhabarberstangen, falls nötig, schälen und beide Enden abschneiden. Rhabarber waschen, in 1 cm dicke Scheiben schneiden und in einem großen Topf mit kochendem Wasser 1 Minute blanchieren. Den Rhabarber abgießen und das Wasser wegschütten.

Den Knoblauch schälen und grob zerkleinern. Die Chilischoten waschen, putzen und ebenfalls grob zerkleinern. Knoblauch und Chilischoten mit Zucker und Salz im Mörser zerquetschen (oder ohne Zucker und Salz fein hacken). Die Walnusskerne grob hacken und in einer Pfanne ohne Fett rösten, bis sie duften. Den Rhabarber mit den Nüssen, der Knoblauchmischung, dem Schwarzkümmel und den Rosinen in einen Topf geben. Den Portwein angießen, aufkochen und das Ganze zugedeckt bei schwacher Hitze 20 Minuten weich kochen.

Die Minze waschen und trocken schütteln. Die Blättchen abzupfen und grob hacken. Den Deckel vom Topf nehmen: Die Konsistenz des Chutneys soll der einer frisch gekochten Marmelade entsprechen. Die Minze unterrühren, das Chutney in heiß ausgespulte oder sterilisierte Gläser füllen und diese sofort verschließen. Geöffnete Gläser im Kühlschrank lagern.

HUMMUS (KICHERERBSENAUFSTRICH)

Zutaten:

- 250 g Kichererbsen, gekocht
- 2 EL Zwiebel, würfelig geschnitten
- 1 Knoblauchzehe
- 4 EL Sesamöl oder Olivenöl
- Salz, Pfeffer, Kümmel, Paprika
- Etwas Zitronensaft

Zubereitung:

Kichererbsen (100 g Rohgewicht) über Nacht in kaltem Wasser einweichen (mind. 12 Stunden), abspülen und 2 Stunden köcheln lassen. (Alternativ Kichererbsen aus der Dose gut abspülen und verwenden.) Die gekochten Kichererbsen abseihen.

Knoblauch schälen, schneiden und etwas Saft aus der Zitrone pressen. Alle Zutaten mit einem Stabmixer pürieren. Mit Salz und Pfeffer abschmecken.

Tipp: Originaler Hummus wird mit 4 EL Sesampaste (Tahin) ergänzt.

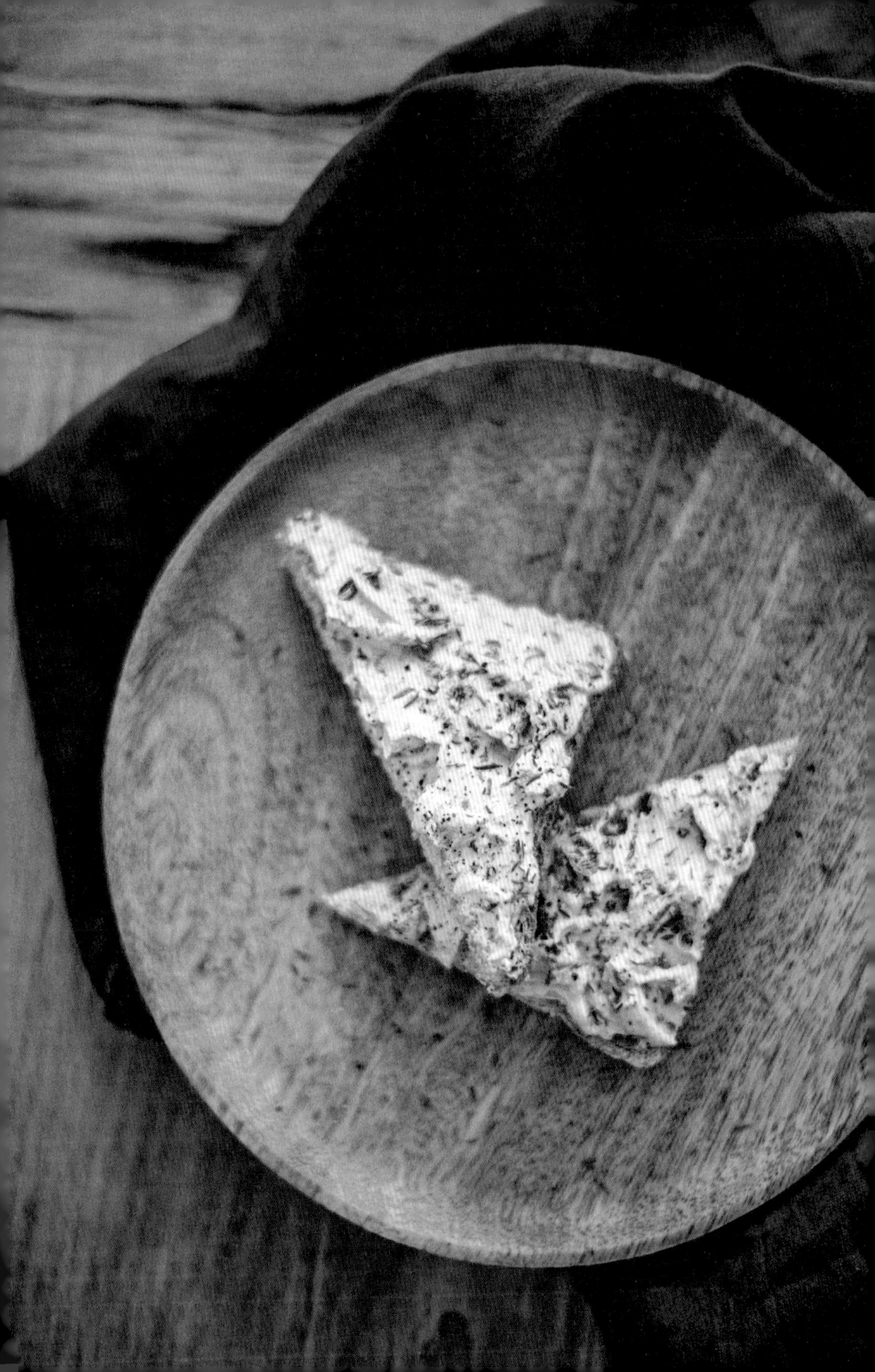

TOMATENAUFSTRICH

Zutaten:

- 200 g Magerquark/Magertopfen
- 100 g Frischkäse
- 5 getrocknete Tomaten
- 1 TL Oregano (frisch oder getrocknet)
- Salz, Knoblauch, Kümmel

Zubereitung:

Tomaten fein hacken. Quark und Frischkäse zugeben und glattrühren. Mit Gewürzen verfeinern.

Evtl. für einen intensiveren Geschmack 2 EL Tomatenmark zugeben.

FRÜHLINGSAUFSTRICH

Zutaten:

- 1 rote Paprikaschote
- 2 Karotten
- 150 g Magerquark/Magertopfen
- 2 EL Joghurt
- 2 EL Schnittlauch, in Röllchen
- 2 EL Petersilie, gehackt
- 1 EL Kresse
- 1 Knoblauchzehe
- Salz, Pfeffer

Zubereitung:

Paprika feinwürfelig schneiden und Karotten reiben.

Gemüse mit Quark, Joghurt und den Kräutern gut vermengen.

Mit zerdrücktem Knoblauch, Salz und Pfeffer pikant abschmecken.

ROTKRAUTAUFSTRICH

Zutaten für 4 Portionen:

- 150 g Rotkraut
- 150 g Magerquark/Magertopfen
- 1 EL geriebener Meerrettich (aus dem Glas)
- 1 EL Zitronensaft
- 1 EL Walnussöl
- Salz, Pfeffer

Zubereitung:

Rotkraut mit der Gemüsereibe fein reiben. Kraut mit den restlichen Zutaten vermengen und mit Zitronensaft, Salz und Pfeffer abschmecken.

KIDNEYBOHNEN-AUFSTRICH

Zutaten für 4 Portionen:

- 1 Dose Kidneybohnen (Abtropfgewicht 240 g)
- ½ kleine weiße Zwiebel
- 1 kleine Knoblauchzehe
- 1 cm Ingwerwurzel
- Saft von 1 Zitrone
- 3 EL Olivenöl
- 2 EL Tomatenmark
- 1 EL Kräuter: Thymian, Oregano, Liebstöckel, Petersilie
- Salz, Pfeffer

Zubereitung:

Zuerst den Knoblauch schälen und den Keimling entfernen. Ingwer schälen und Zitrone auspressen.

Knoblauch und Ingwer mit einem Messer fein hacken und anschließend mit dem Zitronensaft vermischen. Bohnen in einem Sieb unter fließendem Wasser abspülen und danach abtropfen lassen.

Nun alle Zutaten in einem Hochleistungsmixer so lange mixen, bis ein feiner Aufstrich entsteht.

Tipp: Die Schale der Zitrone vorher abreiben und einfrieren.

ROTE-RÜBEN-CREME

Zutaten:

- 250 g Rote Rüben
- 100 g Schafskäse
- 100 g Cashewnüsse
- 4 EL Zitronensaft
- 1 TL Kreuzkümmel
- Salz, Pfeffer

Zubereitung:

Rote Rüben, Schafskäse und Cashewnüsse mit dem Stabmixer pürieren. Mit Zitronensaft, Kreuzkümmel, Salz und Pfeffer abschmecken.

CHICORÉE-SCHIFFCHEN

Zutaten für 4 Portionen:

- 2 Köpfe Chicorée
- 200 g Ziegenfrischkäse
- 10 Walnüsse, gehackt
- 2 TL Honig
- ½ gewürfelte Paprika
- Kresse

Zubereitung:

Chicorée waschen und entblättern. Ziegenfrischkäse mit Honig und gehackten Walnüssen vermischen. Paprika waschen und in kleine Würfel schneiden. Chicoréeblätter mit etwa ½ EL Ziegencreme füllen.

Die Schiffchen mit Paprikawürfeln und Kresse dekorieren.

BROKKOLISALAT MIT JOGHURT-MOHN-DRESSING

Zutaten für 4 Portionen:

- 1 EL Mohn, gemahlen
- 1 Kopf Brokkoli
- 120 g TK-Erbsen
- 1 Knoblauchzehe
- ½ Zitrone
- 150 g Joghurt
- 3 EL Olivenöl
- 8 Radieschen
- 1 kleiner Kopfsalat
- Salz, schwarzer Pfeffer

Zubereitung:

Mohn in einer Pfanne ohne Fett rösten und beiseitestellen. Reichlich Salzwasser in einem großen Topf zum Kochen bringen. Brokkoli putzen und in Röschen zerteilen, große Röschen der Länge nach halbieren. Brokkoliröschen im kochenden Salzwasser ca. 4 Minuten bissfest garen. Nach 1 Minute die Erbsen dazugeben und mitgaren. Beides abgießen und in eiskaltem Wasser auskühlen lassen. In einem Sieb gut abtropfen lassen.

Währenddessen Knoblauch schälen und pressen. 2 EL Zitronensaft auspressen. Joghurt mit Mohn, Knoblauch, Zitronensaft, Öl, Salz und Pfeffer zu einem Dressing verrühren. Radieschen putzen und dünn hobeln. Kopfsalat putzen und grob zerteilen.

Brokkoli und Erbsen mit Radieschen, Kopfsalat und dem Dressing vermischen. Auf Tellern anrichten und servieren.

PIZZABRÖTCHEN

Zutaten für 2 Portionen:

- 80 g Crème fraîche
- 1 EL Tomatenmark
- 1 TL Oregano, getrocknet
- Salz, Pfeffer
- 60 g Mais (aus der Dose)
- 40 g Champignons
- ¼ Stange Lauch
- ¼ Paprikaschote
- 60 g Emmentaler oder Bergkäse
- 2 Vollkornbrötchen
- Frisches Basilikum

Zubereitung:

Backofen auf 200 °C (Ober-/Unterhitze) vorheizen und ein Backblech mit Backpapier belegen. Für den Aufstrich in einer Schüssel Crème fraîche mit Tomatenmark, Oregano, Salz und Pfeffer verrühren.

Mais abgießen. Champignons putzen und Lauch waschen. Beides in feine Ringe schneiden. Paprikaschote ebenfalls waschen, putzen und in kleine Würfel schneiden. Käse grob reiben. Gemüse und geriebenen Käse mit der Crème-fraîche-Gewürz-Mischung vermengen.

Vollkornbrötchen halbieren und auf das Backblech legen. Mit dem Aufstrich bestreichen und im vorgeheizten Backofen 12–15 Minuten backen, bis sich die Oberfläche goldbraun verfärbt.

In der Zwischenzeit Basilikumblätter waschen und abzupfen. Pizzabrötchen aus dem Ofen nehmen, mit Basilikumblättern garnieren und genießen!

SANDWICH MIT GEGRILLTEM GEMÜSE, PESTO UND RÄUCHERTOFU

Zutaten für 1 Portion:

- 1 große Ciabatta (oder 2 kleine Baguettes)
- 2 TL Basilikumpesto
- 1 Handvoll Rucola
- 2 EL Öl (Oliven- oder Rapsöl)
- 6 Scheiben Melanzani
- 6 Scheiben Zucchini
- 1 rote Paprikaschote
- 6 Scheiben Räuchertofu
- 10 getrocknete Tomaten (ohne Öl)

Zubereitung:

Die untere Seite des Brotes mit je 1 TL Pesto bestreichen und mit Rucola belegen. In einer beschichteten Pfanne 1 EL Öl heiß werden lassen. Melanzani, Zucchini und Paprika auf hoher Stufe anrösten, bis sie ein schönes „Grillmuster" bekommen.

Währenddessen in einer beschichteten Pfanne den Räuchertofu in 1 EL Öl von beiden Seiten knusprig braten.

Die Sandwiches mit dem Gemüse, dem Tofu und den getrockneten Tomaten belegen und noch heiß genießen.

LACHSTARTAR AUF PUMPERNICKEL MIT GURKEN

Zutaten für 2 Portionen:

- 100 g geräucherter Wildlachs (in Scheiben)
- 100 g Frischkäse (Halbfettstufe)
- 50 g Magerquark/Magertopfen
- 1 TL geriebener Meerrettich (aus dem Glas)
- Salz, Pfeffer
- 2 kleine grüne Gurken (ca. 150 g)
- 2 Stiele Dill
- 4 Scheiben Pumpernickel (ca. 200 g)

Zubereitung:

Den Räucherlachs in kleine Würfel schneiden oder mit einem Messer fein hacken. Den Frischkäse in einer Schüssel gründlich mit Quark und Meerrettich mischen. Den Lachs unterrühren und alles mit Salz und Pfeffer abschmecken.

Die Gurken putzen, waschen und in dünne Scheiben schneiden. Dill waschen, trocken schütteln, die Spitzen abzupfen und grob hacken.

Die Pumpernickelscheiben mit dem Lachstatar bestreichen. Die Gurkenscheiben leicht überlappend darauf verteilen und mit Salz würzen. Mit Dill garniert servieren.

Tipp: Wer sein Frühstück mitnehmen möchte, tauscht das Pumpernickelbrot gegen 2 Vollkornbrote. Beide waagrecht halbieren, jeweils die unteren Hälften mit dem Lachstatar bestreichen und mit den Gurkenscheiben belegen. Die oberen Brothälften darauflegen.

BUTTERMILCH-PUTENSALAT

Zutaten für 4 Portionen:

- 400 g Putenfilet
- 200 ml Buttermilch
- 1 Zitrone
- 6 EL Kürbiskernöl
- 3 EL Balsamico
- 2 EL Blütenhonig
- 250 g grüne Bohnen
- 1 Fenchelknolle
- 1 Salatgurke
- 1 Bund Radieschen
- 5 Raritätentomaten
- 250 g Käferbohnen (Dose, Abtropfgewicht)
- 40 g Kürbiskerne
- 70 g Bergkäse
- ½ TL Koriander, gemahlen
- ½ TL scharfes Paprikapulver
- 1 TL Speisestärke
- 2 EL Rapsöl
- 2 Handvoll Basilikumblätter
- 3 EL Schnittlauch, gehackt
- Salz, schwarzer Pfeffer

Zubereitung:

Putenfilet kalt abspülen, trocken tupfen und in mundgerechte Stücke schneiden. In einer Schüssel mit Buttermilch vermischen und 12 Stunden kaltstellen.

Zitrone auspressen. Kürbiskernöl, Balsamico, Zitronensaft, Honig, Salz und Pfeffer in einer Salatschüssel verrühren. Grüne Bohnen putzen, in kochendem Salzwasser ca. 2 Minuten bissfest garen. Abseihen und kalt abspülen. Fenchel putzen, halbieren, Strunk herausschneiden, Fenchel fein hobeln. Gurke putzen, schälen, in 5 mm dicke Scheiben schneiden. Radieschen putzen und in feine Scheiben hobeln. Tomaten achteln. Käferbohnen und Gemüse zur Marinade geben, jedoch nicht vermischen. Kürbiskerne in einer Pfanne ca. 2 Minuten bei mittlerer Hitze anrösten.

Fleisch abseihen und abtropfen lassen, dabei Buttermilch auffangen. Käse grob reiben. Koriander, Paprikapulver, Salz und Pfeffer mit 100 ml Buttermilch, fein geriebenem Käse und Stärke verrühren. Fleisch hinzugeben und mit der Masse vermischen. Rapsöl in einer Pfanne bei mittlerer Temperatur erhitzen. Putenstreifen esslöffelweise hineingeben, ca. 2 Minuten braten. Auf Küchenpapier abtropfen lassen.

Salat vermischen, mit Salz und Pfeffer abschmecken. Putenstreifen darauflegen. Mit Kürbiskernen, Basilikum und Schnittlauch bestreuen und servieren.

GEMÜSERÖLLCHEN MIT HUMMUS

Zutaten:

- 1 rote Paprikaschote
- 1 gelbe Paprikaschote
- 1 mittelgroße Zucchini
- 2 EL Rapsöl
- Salz, Pfeffer
- 1 EL Balsamicoessig
- 200 g Hummus
- 1 unbehandelte Zitrone (Abrieb)
- Kreuzkümmel/Cumin
- 6 Tortillafladen
- 100 g Parmesan, gehobelt
- 100 g Rucola

Zubereitung:

Für die Füllung Paprika in feine Streifen schneiden. Zucchini in dünne Scheiben schneiden. In einer Pfanne das Rapsöl erhitzen und die Paprika und Zucchini darin scharf anbraten. Mit Salz und Pfeffer würzen und mit Balsamico ablöschen. Die Pfanne zur Seite stellen und das Gemüse abkühlen lassen.

Hummus mit Zitronenabrieb, etwas Salz, Pfeffer und Kreuzkümmel abschmecken. Die Tortillas in einer großen Pfanne ohne Fett trocken von beiden Seiten anrösten. Anschließend mit dem Hummus bestreichen. Gebratenes Gemüse eventuell in einem Sieb etwas abtropfen lassen.

Die Tortillas gleichmäßig mit dem Gemüse, dem gehobelten Käse und Rucola belegen. An den Seiten einschlagen und eng zu Wraps zusammenrollen. Anschließend die Rollen mit einem scharfen Messer in etwa 4 cm breite Röllchen schneiden.

Nach Belieben auf einem Rucola-Bett servieren.

Tipp: Wenn Sie den Wrap nicht in Röllchen schneiden, eignet er sich gut zum Mitnehmen.

SALAT MIT RHABARBER, FETA UND WALNÜSSEN

Zutaten:

- 500 g grüner Salat
- 400 g frischer Rhabarber
- 200 g Feta
- 150 g Walnüsse
- 2 EL Balsamico
- 3 EL Olivenöl
- 2 EL Orangensaft
- Salz, Pfeffer, Salatkräuter

Zubereitung:

Salat und Rhabarber putzen und in mundgerechte Stücke schneiden. Feta würfeln. Walnüsse grob hacken. Rhabarberstücke zusammen mit etwas Wasser in einen Topf geben und bei mittlerer Temperatur für einige Minuten dünsten.

Für das Dressing Balsamico, Olivenöl, Orangensaft, 1 Prise Salz und Pfeffer mit 1 EL gehackten Kräutern vermischen.

Salat in eine Schüssel füllen, darüber den gedünsteten Rhabarber, den Feta und die Nüsse verteilen und zusammen mit dem Dressing servieren.

PUTEN-SANDWICH PASTRAMI-STYLE

Zutaten für 4 Portionen:

- 400 g Putenbrust im Ganzen
- 6 Wacholderbeeren
- ½ TL gemahlener Koriander
- ½ TL gemahlener Kümmel
- 1 EL Estragonsenf
- 2 EL BBQ-Sauce
- 1 Knoblauchzehe
- ½ kleiner Kopf Frühkraut
- 1 Karotte
- 1 Zitrone
- 5 EL Joghurt
- 2 gelbe Zwiebeln
- 4 Tomaten
- 1 EL Rapsöl
- 1 TL scharfes Paprikapulver
- 2 Wurzelbrote
- 2 EL Schnittlauchröllchen
- Salz, schwarzer Pfeffer

Zubereitung:

Putenbrust kalt abspülen und trocken tupfen, in eine Auflaufform legen. Wacholder fein hacken und mit Koriander, Kümmel und ½ TL Pfeffer bei mittlerer Hitze ca. 1 Minute in einer Pfanne rösten. Mit Senf und BBQ-Sauce verrühren. Knoblauch schälen, fein hacken und untermischen. Putenbrust mit der Gewürzmischung bestreichen und 12 Stunden kaltstellen.

Backofen auf 180 °C (Ober-/Unterhitze, 160 °C Umluft) vorheizen. Fleisch ca. 60 Minuten auf mittlerer Schiene im Backofen garen. Herausnehmen und ca. 60 Minuten abkühlen lassen.

Währenddessen die äußeren Blätter vom Frühkraut entfernen. Krautkopf der Länge nach halbieren und den Strunk herausschneiden. Kraut auf einem Gemüsehobel in feine Streifen hobeln. Karotte putzen, schälen und ebenfalls in feine Streifen hobeln. Kraut- und Karottenstreifen in kochendem Salzwasser ca. 30 Sekunden garen. Abseihen, mit kaltem Wasser abspülen und abtropfen lassen.

Zitrone auspressen. Joghurt mit Zitronensaft und 1 Prise Salz verrühren und mit den Gemüsestreifen mischen.

Zwiebeln schälen und in feine Ringe schneiden. Tomaten in dicke Scheiben schneiden. Eine Pfanne stark erhitzen. Öl hineingeben und die Zwiebeln darin unter Rühren ca. 2 Minuten goldbraun braten. Herausnehmen und auf Küchenpapier abtropfen lassen. Tomatenscheiben im verbliebenen Öl ca. 30 Sekunden anbraten. Mit Paprikapulver, Salz und Pfeffer würzen.

Backofen erneut auf 180 °C (Ober-/Unterhitze, 160 °C Umluft) vorheizen. Putenbrust in feine Scheiben schneiden. Wurzelbrote ca. 3 Minuten auf mittlerer Schiene im Rohr aufbacken, der Länge nach aufschneiden und halbieren.

Die unteren Brothälften mit Krautsalat, Putenbrustscheiben, Tomaten und Zwiebeln belegen, mit Schnittlauch bestreuen. Brotdeckel auflegen und servieren.

ZUCCHINI-CARPACCIO MIT FETA UND WALNUSS

Zutaten für 4 Portionen:

- 1 Zucchini
- 50 g Walnusshälften
- 50 g Feta
- 5 g Dill
- 1 EL Olivenöl
- 1 Zitrone
- Pfeffer

Zubereitung:

Zucchini waschen und in dünne Scheiben schneiden. Diese auf ein Backblech legen, mit 1 Prise Salz bestreuen und für 10 Minuten bei 180 °C backen, ohne dass die Zucchinischeiben braun werden. In der Zwischenzeit Walnusshälften grob hacken und die Dillspitzen hacken. Zucchinischeiben abkühlen lassen und auf einem Teller flach auslegen. Zitrone auspressen und den Saft mit Olivenöl mischen. Zucchini-Carpaccio mit Zitronen-Öl-Mischung bestreichen, Walnüsse und Dill darüber verteilen, den Feta darüber bröseln und zum Schluss Pfeffer frisch darüber mahlen.

BLITZ-PIZZA

Zutaten für 2 Portionen:

- 2–4 Vollkorn-Tortillas
- 1–2 EL Tomatenmark je Tortilla
- Oregano
- 1 Paprikaschote
- 2 EL geriebener Käse je Tortilla
- 1 kleine Dose Mais

Zubereitung:

Paprika waschen und nach Belieben in Würfel oder Streifen schneiden. Tortillas mit Tomatenmark bestreichen, mit einer Prise Oregano würzen und mit geriebenem Käse bestreuen. Paprika und Mais darüber verteilen.

Belegte Tortillas im Backofen ca. 10 Minuten bei 200 °C Umluft backen.

SHAKES

Shakes können eine sinnvolle Alternative sein, wenn man nicht viel Zeit zum Essen hat. Wenn etwa ein Arbeitsmeeting in die Mittagszeit fällt, können Sie mit einem mitgebrachten Shake Ihre Energiespeicher füllen, ohne das Meeting zu stören. Ein Shake bietet sich auch als kleine Mahlzeit nach dem Training an, wenn es schnell gehen muss oder wenn es bis zur nächsten Hauptmahlzeit noch dauert. Alles, was Sie brauchen, ist ein Pürierstab oder ein Hochleistungsmixer.

Um den Shake möglichst vollwertig und nährstoffreich zu gestalten, sollten folgende Komponenten enthalten sein:

- **Eiweißquelle:** Magerquark, Hüttenkäse, Milch, Buttermilch, Joghurt, Skyr (ca. 150 g)
  - **vegane Variante:** Sojadrink oder Erbsendrink bzw. -joghurt

  Zusätzlich kann bei jedem Shake 1 EL Eiweißpulver dazugegeben werden → z. B. wenn der Eiweißbedarf nicht gedeckt werden kann, etwa bei Appetitlosigkeit
- **Kohlenhydratquelle:** Haferflocken, Haferkleie, 1 Handvoll Obst
- **Fettquelle:** Olivenöl, Leinöl (1 EL)
- **Fett- und Eiweißquelle:** Nüsse (2 EL), Leinsamen geschrotet, Hanfsamen (1 EL), Nussmus
- **Für mehr Geschmack:** Zimt, gemahlene Vanille, Kokosraspeln, Backkakao

ERBSEN-BANANEN-SHAKE

Zutaten für 1 Portion:

- 150 g TK-Erbsen
- 1 kleine Banane (ca. 150 g)
- 100 g Tofu
- 12 Minzeblätter
- 300 ml Sojadrink (ungesüßt)
- 2 EL Erdnusskerne (geröstet und gesalzen)
- 2 Msp. gemahlener Anis

Zubereitung:

Die Erbsen im Mixer ca. 10 Minuten antauen lassen. Inzwischen die Banane schälen und in grobe Stücke schneiden. Den Tofu ebenfalls grob schneiden. Die Minzeblätter kalt abbrausen.

Bananenstücke, Tofu und Minze mit Sojadrink, Erdnüssen und Anis zu den Erbsen in den Mixer geben und sämig mixen.

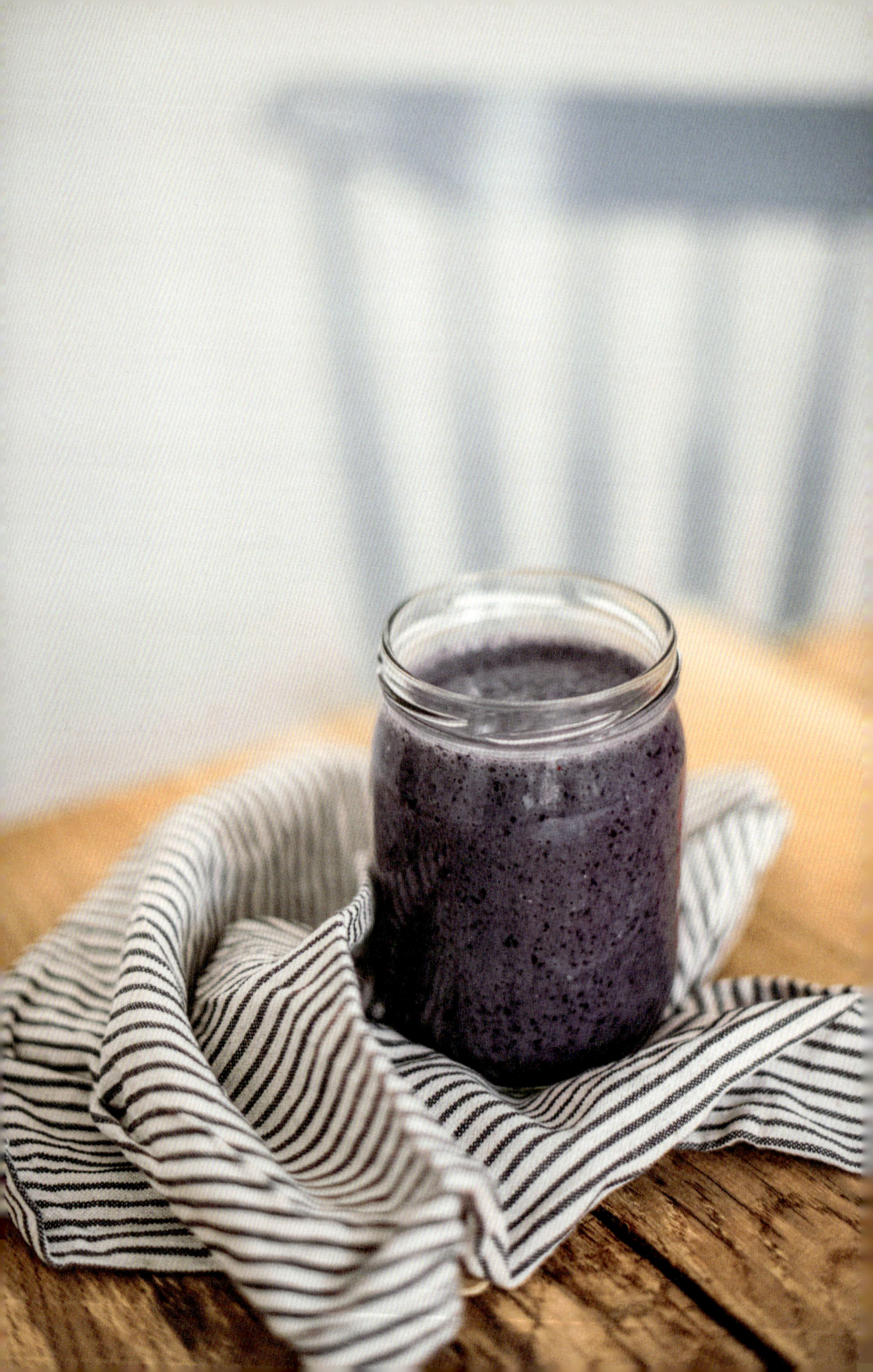

POWER-SHAKE MIT HEIDELBEEREN

Zutaten für 1 Portion:

- 150 g TK-Heidelbeeren
- 1 kleine Banane (ca. 100 g)
- 200 ml Milch (1,5 % Fett) oder Pflanzendrink
- 200 g Joghurt (1,5 % Fett) oder Skyr
- 2 EL Haferkleie
- 2 EL Leinsamen

Zubereitung:

Die Heidelbeeren in den Mixer geben und ca. 10 Minuten antauen lassen. Inzwischen die Banane schälen und in grobe Stücke schneiden.

Die Bananenstücke mit Milch, Joghurt, Haferkleie und Leinsamen zu den Heidelbeeren in den Mixer geben.

Den Mixer verschließen und auf kleinster Stufe starten. Dann alles auf höchster Stufe 40–50 Sekunden fein pürieren, bis ein cremiger Drink entstanden ist.

Nach Belieben noch etwas Wasser zum Verdünnen dazugeben und alles erneut kurz mixen. Den Drink in ein Glas füllen und sofort servieren.

MAGERQUARK-BANANEN-SHAKE

Zutaten für 1 Portion:

- 1 Banane
- 170 g Magerquark/Magertopfen oder Skyr
- 300 ml Milch
- 1 EL Honig nach Belieben
- 3 EL gemahlene Mandeln
- 2 EL Haferflocken feinblättrig
- 1 EL Erdnussmus

Zubereitung:

Als Erstes die Banane mit einer Gabel zerdrücken und dann mit dem Magerquark in einem Standmixer vermischen.

Anschließend Milch, Honig, Nussmus, Haferflocken und Mandeln dazugeben und mixen.

Tipp: Wer es schokoladig mag, kann noch 1 EL Kakaopulver dazugeben.

BEEREN-SHAKE MIT KAKAO

Zutaten für 1 Portion:

- 100 g dunkle Beeren (z. B. Heidelbeeren, Brombeeren; frisch oder TK)
- 2 EL roher Kakao
- ½ TL Zimt, gemahlen
- 150 ml Milch
- 1 EL Mandelmus

Zubereitung:

Die frischen Beeren (nur wenn nötig!) vorsichtig abbrausen und auf Küchenpapier abtropfen lassen, tiefgekühlte Beeren in einer Schüssel leicht antauen lassen.

Die Beeren mit Kakao, Zimtpulver, Milch und Mandelmus in einen Hochleistungsmixer geben und mindestens 1 Minute mixen, bis alles fein püriert ist.

HASELNUSS-BANANEN-SHAKE

Zutaten für 1 Portion:

- 1 kleine Banane
- 300 ml Milch oder Pflanzendrink (ungesüßt)
- 200 g Joghurt (1,5 % Fett)
- 50 g Magerquark/Magertopfen
- 2 EL Haselnussmus
- 1 EL Kakaopulver
- 1/4 TL gemahlene Vanille

Zubereitung:
Alle Zutaten miteinander vermischen und pürieren, bis eine sämige Konsistenz entsteht.

HIMBEER-KOKOS-SHAKE

Zutaten für 1 Portion:

- 300 ml Milch
- 75 g Magerquark/Magertopfen
- 75 g Hüttenkäse (fettarm)
- 100 g Himbeeren
- 3 EL Amaranth, gepoppt
- 2 EL Kokosraspel
- 1 TL Leinsamen, geschrotet

Zubereitung:
Alle Zutaten im Mixer so lange pürieren, bis der Shake eine cremige Konsistenz hat. Wer möchte, kann den Shake sieben, falls die Himbeerkernchen störend sind.

GEMÜSE-PROTEIN-SHAKE

Zutaten für 1 Portion:

- 200 g Hüttenkäse
- 125 g Naturjoghurt
- 200 ml Milch (fettarm)
- 1 rote Paprikaschote
- 1 Gurke
- 1 EL Walnussöl
- 1 EL Hanfsamen oder Leinsamen
- Salz, Pfeffer

Zubereitung:
Gemüse waschen, die Gurke schälen und das Gemüse in grobe Stückchen schneiden.

Nun alle Zutaten in den Mixer geben und solange mixen, bis eine flüssige Konsistenz entsteht.

MÜSLI-SHAKE

Zutaten für 1 Portion:

- 1 kleiner Apfel (ca. 150 g)
- 50 g Haferflocken
- 1 EL Rosinen
- 2 EL Mandeln (nach Belieben geschält)
- 250 g Joghurt oder Skyr
- 250 ml Milch
- 1 EL geschrotete Leinsamen

Zubereitung:

Den Apfel waschen und in grobe Stücke schneiden, dabei das Kerngehäuse entfernen. Apfelstücke mit Haferflocken, Leinsamen, Rosinen, Mandeln, Joghurt und Milch in den Mixer geben.

Den Mixer verschließen und auf kleinster Stufe starten. Dann alles auf höchster Stufe 40–50 Sekunden fein pürieren, bis ein cremiger Drink entstanden ist. Den Drink über Nacht im Kühlschrank ziehen lassen, dadurch quellen die Haferflocken und sind noch bekömmlicher.

VEGETARISCHE HAUPTGERICHTE

LINSENBÄLLCHEN IN CURRYSAUCE

Zutaten für 4 Portionen:

Für die Linsenbällchen:

- 200 g rote oder gelbe Linsen
- 1 Zwiebel, fein gehackt
- 2 Knoblauchzehen, in dünne Scheiben geschnitten
- 2 EL Rapsöl
- 1 EL Tomatenmark
- ½ EL Ras el Hanout (Gewürzmischung)
- 5 Stängel Petersilie, grob gehackt
- 4–5 Stängel Koriander, grob gehackt
- 1 EL Sojasauce
- 3–6 EL Semmelbrösel oder Weizengrieß

Für die Sauce:

- 2 EL Rapsöl
- 1 Zwiebel, gehackt
- 2 Knoblauchzehen, fein gehackt
- 1 Paprika gelb oder rot, in Würfel gehackt
- 2 Tassen Suppengrün (Karotte, Petersilienwurzel, Sellerie, Petersilie)
- 1 TL Kurkuma, gemahlen
- 1 Msp. Zimt
- 1½ EL rote Currypaste oder 2 EL Currypulver + 1 EL Kreuzkümmel
- 400 ml Kokosmilch
- 1 EL Sojasauce
- 250 ml Wasser
- Salz, Pfeffer

Zubereitung:

Für die Linsenbällchen Linsen in einem feinen Sieb gründlich waschen, sie sind so leichter verdaulich. Nach Packungsanleitung gar kochen.

Zwiebel, Knoblauch und Gewürzmischung in Öl in einer Pfanne anbraten. Tomatenmark hinzugeben und kurz mitbraten. Mit Sojasauce ablöschen und vom Herd nehmen.

Die gekochten Linsen, die Gewürzsauce, Kräuter und Semmelbrösel miteinander vermengen. Sollten die Linsen noch ihre feste Form haben, wird die Mixtur kurz püriert, sodass eine feste sämige Masse entsteht. Mit Salz abschmecken. 20 Minuten im Kühlschrank ruhen lassen. Falls der Linsenteig nach dem Ruhen noch zu weich ist, können noch etwas mehr Semmelbrösel dazugegeben werden.

Mit feuchten Händen den Teig zu Bällchen formen (ca. 16 Stk.), auf ein mit Backpapier ausgelegtes Backblech setzen und bei 180 °C ca. 30 Minuten backen. Die Bällchen sollten schön knusprig sein.

Für die Sauce Gemüse vom Suppengrün schälen und in feine Scheiben schneiden.

Zwiebeln, Knoblauch, Paprika und das Gemüse vom Suppengrün ca. 5 Minuten in Öl anbraten. Kurkuma und Zimt kurz mit anbraten. Dann die Currypaste dazugeben. Alles gut verrühren und 1 Minute anbraten lassen. Wenn statt Currpaste Currypulver und Kreuzkümmel verwendet werden, diese gleichzeitig mit Kurkuma und Zimt anbraten, bis die Gewürze zu duften beginnen.

Mit Sojasauce, Kokosmilch und Wasser ablöschen und für 5 Minuten köcheln lassen. Zum Schluss die Petersilie vom Suppengrün hacken und untermischen.

Wenn die Linsenbällchen fertig sind, kurz ruhen lassen und sie dann vorsichtig vom Backblech lösen und mit der Sauce anrichten.

Serviertipp: Mit Reis servieren.

GEBACKENER SCHAFSKÄSE MIT KICHERERBSEN UND PAPRIKA

Zutaten für 2 Portionen:

- 15 g Tomatenmark
- 4 Zweige frischer Thymian
- 10 g frische Petersilie
- 1 Zwiebel
- 200 g Schafskäse
- 200 g Kichererbsen (Dose oder Glas)
- 100 g geröstete Paprika (im Glas)
- 400 g gehackte Tomaten
- 1 EL Rapsöl
- Salz, Pfeffer
- Knoblauch

Zubereitung:

Zwiebel und Knoblauch schälen und fein würfeln. Rapsöl in einer Pfanne erhitzen, Zwiebel und Knoblauch darin anschwitzen. Dann Tomatenmark hinzufügen und kurz mitbraten. Tomaten hinzugeben und ca. 10 Minuten köcheln lassen.

Backofen auf 180 °C Ober- und Unterhitze vorheizen. Geröstete Paprika in Streifen schneiden. Paprika und Kichererbsen zur Sauce hinzufügen, mit Salz und Pfeffer würzen und ca. 5 Minuten weiter köcheln lassen.

Alles in eine Auflaufform füllen, Schafskäse grob darüberkrümeln. Mit Thymian bestreuen, mit Olivenöl beträufeln und ca. 15 Minuten im Ofen garen.

Petersilie waschen, trocken schütteln und hacken. Auflaufform aus dem Ofen nehmen, mit Petersilie bestreuen und genießen.

MOUSSAKA-BOWL

Zutaten für 2 Portionen:

- 10 g frischer Oregano
- 20 g Barbecue-Sauce
- 80 g Sojajoghurt
- 10 g frische Petersilie
- ½ Zwiebel
- 1 Knoblauchzehe
- 1 Aubergine
- ½ unbehandelte Zitrone
- 160 g Tomate
- 200 g gehackte Tomaten (aus der Dose)
- 150 g Linsen (aus der Dose)
- 50 g Walnusskerne
- 2 EL Rapsöl
- ¼ TL Zimt, gemahlen
- Salz, Pfeffer
- 2 Lorbeerblätter

Zubereitung:

Aubergine waschen, in Scheiben schneiden und mit 1 EL Öl beträufeln. In einer Pfanne oder Grillpfanne ca. 5 Minuten braten. Tomaten waschen, in Scheiben schneiden und in der gleichen Pfanne oder Grillpfanne auf jeder Seite ca. 2 Minuten braten. Zwiebel und Knoblauch schälen und fein würfeln, Walnüsse und Oregano fein hacken.

1 EL Rapsöl in einer Pfanne erhitzen und die Zwiebel ca. 3 Minuten bei mittlerer Hitze anschwitzen. Knoblauch, Oregano und Zimt hinzugeben und ca. 1 Minute braten. Abgetropfte Linsen, Walnüsse, gehackte Tomaten, Lorbeerblätter und Barbecue-Sauce dazugeben und alles zusammen ca. 10 Minuten köcheln lassen. Wenn nötig, etwas Wasser hinzufügen.

Petersilie waschen, trocken schütteln und hacken. Zitrone heiß waschen und die Schale abreiben. Joghurt mit Petersilie und Zitronenabrieb vermengen. Mit Salz und Pfeffer abschmecken. In Schüsseln anrichten und genießen.

CREMIGE TOFU-PFANNE

Zutaten für 2 Portionen:

- 200 g Räuchertofu
- ½ Kopf Brokkoli
- ½ Stange Lauch
- 100 g Basmatireis
- 140 g Hafersahne
- 160 g braune Champignons
- 40 ml Gemüsebrühe
- 1 Knoblauchzehe
- 2 TL Senf
- 1 TL Paprikapulver edelsüß
- 1 EL Sojasauce
- 2 EL Olivenöl
- Salz, Pfeffer

Zubereitung:

Reis nach Packungsanleitung kochen. Pilze putzen und vierteln, Tofu in Würfel schneiden. Öl in einer Pfanne erhitzen und Tofu 5–7 Minuten bei mittlerer Hitze braten. Gelegentlich wenden.

Lauch der Länge nach halbieren, waschen und in Scheiben schneiden. Knoblauch schälen und fein hacken. Sojasauce in die Pfanne hinzugeben. Mit einer Prise Salz, Pfeffer und Paprikapulver würzen. Braten, bis die gesamte Flüssigkeit absorbiert ist. Lauch, Pilze und Knoblauch hinzufügen und 5 Minuten mitbraten. Brokkoli waschen und in kleine Röschen schneiden, in die Pfanne hinzugeben und durchmischen.

Senf und Hafersahne in einem Gefäß vermengen. Dann mit der Brühe in die Pfanne gießen und 1–2 Minuten köcheln lassen. Mit Reis servieren und genießen.

SCHNELLES LINSEN-CURRY

Zutaten für 2 Portionen:

- 1 Zwiebel
- 1 Knoblauchzehe
- 1 EL Rapsöl
- 1 Tasse rote Linsen
- 4 Handvoll TK-Gemüse (Brokkoli, Karotten, Erbsen …)
- 4 Tassen Wasser
- 1 TL Kreuzkümmel, gemahlen
- 1 TL Currypulver
- 1 Prise Zimt, gemahlen
- Schwarzkümmel nach Belieben
- Salz, Pfeffer

Zubereitung:

Zwiebel und Knoblauch fein hacken. Beides in einer Pfanne mit 1 EL Öl anschwitzen. Gewürze kurz mit anbraten. Die Linsen hinzugeben, mit 2 Tassen Wasser aufgießen und ca. 10 Minuten weich kochen. Tiefkühlgemüse hinzugeben und mit Wasser aufgießen, sodass alles mit Wasser bedeckt ist.

So lange köcheln lassen, bis das Gemüse gar, aber noch nicht zu weich ist – sonst verlieren Brokkoli und Erbsen ihre kräftige Farbe. Mit Salz und Pfeffer abschmecken und vor dem Servieren nach Belieben mit Schwarzkümmel bestreuen.

Serviertipp: Dazu passen Reis, Kartoffeln oder Naan-Brot.

TOMATEN-BOHNEN-QUESADILLA

Zutaten für 6 Portionen:

- 1 rote Zwiebel
- 2 Knoblauchzehen
- 1 EL Olivenöl
- 2 rote Chilischoten
- 100 g getrocknete Tomaten in Öl
- 2 EL Oregano
- 800 g rote Bohnen in Lake (Abtropfgewicht)
- 3 TL Koriander, gemahlen
- 1 TL Cayennepfeffer
- 400 g Tomatenstücke (aus der Dose)
- Saft von 2 Zitronen
- 250 g Gouda
- 18 Mini-Tortillas
- 280 g Feta
- 9 TL Rapsöl
- Salz, Pfeffer
- 1 Zitrone zum Garnieren

Zubereitung:

Zwiebel und Knoblauch schälen, in grobe Stücke schneiden und in einer Küchenmaschine fein hacken. Öl in einem großen Topf bei mittlerer Hitze erwärmen, Zwiebel-Knoblauch-Mixtur beigeben und ca. 5 Minuten anbraten, bis sie weich ist.

Währenddessen Chilischoten putzen, grob mit dem Messer hacken und mit den getrockneten Tomaten, dem Oregano und 1 EL Tomaten-Einlegeöl in die Küchenmaschine geben und fein hacken. Diese Mischung zur Zwiebel-Knoblauch-Mixtur geben und ca. 3 Minuten anbraten, bis es duftet. Die Bohnen abspülen und abseihen. Koriander und Cayennepfeffer in die Mixtur einrühren und nach ca. 1 Minute die Bohnen, die Tomatenstücke und 250 ml Wasser beigeben. Nach Geschmack salzen und pfeffern und unter gelegentlichem Rühren ca. 15 Minuten köcheln lassen, bis alles eindickt. Vom Herd nehmen, Zitronensaft beigeben, nochmals salzen und dann auf Raumtemperatur abkühlen lassen (die Mischung kann im Kühlschrank drei Tage aufbewahrt werden).

Gouda grob reiben und beiseitestellen. Für die Quesadillas neun Tortillas auf einer Arbeitsfläche auflegen und darauf die Bohnenmixtur verteilen, dabei einen Rand von ca. 1 cm belassen. Den Feta mit der Hand grob darüberkrümeln und den Gouda darauf verteilen, dann mit den restlichen neun Tortillas bedecken.

Backofen auf 120 °C Ober-/Unterhitze (Umluft 100 °C) vorheizen. 1 TL Öl in einer beschichteten Pfanne über mittlerer Hitze erwärmen. Eine Quesadilla in die Pfanne geben und ca. 2 Minuten anbraten, bis sie golden und knusprig ist, dann vorsichtig wenden und weitere 2 Minuten anbraten. Aus der Pfanne nehmen, auf ein Backblech legen und im Ofen warmhalten. Den Vorgang mit dem restlichen Öl und den übrigen Quesadillas wiederholen.

Zitrone in sechs Spalten schneiden und mit den Quesadillas servieren.

LINSENFALAFEL-PITA-SANDWICH MIT SAFRANMAYONNAISE

Zutaten für 4 Sandwiches:

- 200 g Rotkraut
- 1 Zitrone
- 1 ½ EL Balsamicoessig
- ½ EL Ahornsirup
- 125 ml Olivenöl
- 125 ml Sojamilch
- ½ TL Safranfäden
- ½ gelbe Zwiebel
- ½ Knoblauchzehe
- ½ TL Kreuzkümmel, gemahlen
- ½ TL Koriander, gemahlen
- 150 g rote Linsen
- 600 ml Wasser
- ¼ EL Estragonsenf
- ½ EL Apfelessig
- 1 Prise Kristallzucker
- 1 EL Tahin (Sesammus)
- 10 g Mehl universal
- ¼ Salatgurke
- ½ EL Petersilienblätter
- ½ EL Minzblätter
- 4 Pitabrote
- Salz, schwarzer Pfeffer

Zubereitung:

Rotkraut putzen, vierteln und in feine Streifen hobeln. Zitrone auspressen. Balsamico, 3 EL Zitronensaft, Ahornsirup und 2 EL Öl in einer großen Schüssel verquirlen. Salzen und pfeffern, Rotkraut untermischen und ca. 40 Minuten bei Zimmertemperatur ziehen lassen.

Währenddessen Sojamilch und Safran in einen Topf geben und kurz erhitzen. Vom Herd nehmen und ca. 10 Minuten ziehen lassen, bis die Safranfäden die Sojamilch gelb gefärbt haben.

Inzwischen Zwiebel und Knoblauch schälen und fein hacken. 2 EL Öl in einem Topf bei mittlerer Temperatur erhitzen. Zwiebel und Knoblauch darin glasig anschwitzen. Kreuzkümmel und Koriander dazugeben und kurz anrösten. 600 ml Wasser angießen und zum Kochen bringen. Linsen hineingeben und ca. 10 Minuten bei mittlerer Hitze köcheln lassen, bis sie zerfallen. Linsen salzen und vom Herd nehmen.

Safranmilch in einen Rührbecher gießen. Senf, 2 EL Zitronensaft und Apfelessig dazugeben. Bei laufendem Pürierstab 125 ml Öl zugießen und cremig mixen. Mit Salz und Zucker würzen.

Tahin und Mehl unter die Linsen rühren. Mit einem Esslöffel 16 Portionen abstechen und zu Bällchen formen. Mit einem Pinsel mit Öl dünn bestreichen und im Ofen knusprig backen. Auf Küchenpapier abtropfen lassen.

Währenddessen Gurke putzen und in dünne Scheiben schneiden. Petersilie und Minze grob hacken. Pitabrote nach Packungsanleitung aufwärmen und aufschneiden.

Je 1 EL Safranmayonnaise in die Pitabrote streichen. Mit Gurken, Rotkraut und Falafel füllen. Mit den Kräutern bestreuen, mit etwas Mayonnaise beträufeln und servieren.

Tipp: Statt der Safranmayonnaise können Sie auch ein einfaches Joghurtdressing zubereiten. Dazu 1 kleinen Becher Joghurt mit 2 EL Sauerrahm, etwas Zitronensaft, Salz und Pfeffer verrühren.

SÜSSKARTOFFEL-ROTKRAUT-STRUDEL MIT WALNÜSSEN UND ZIEGENFRISCHKÄSE

Zutaten für 6 Portionen:

- 250 g glattes Mehl + Mehl zum Ausrollen
- 250 g Quark/Topfen (20 %)
- 250 g pflanzliche Margarine
- 600 g Süßkartoffeln
- 150 g Rotkraut
- 140 g Ziegenfrischkäse
- 1 cm Ingwerwurzel
- 100 g Walnusskerne
- 1 EL Rapsöl
- 1 TL Kreuzkümmel, gemahlen
- Etwas Milch
- 200 g Wildpreiselbeerkonfitüre
- Salz, schwarzer Pfeffer

Zubereitung:

Mehl, Quark, Margarine und ½ TL Salz mit den Händen oder den Knethaken eines Handmixers zu einem glatten Teig verkneten. In einer verschlossenen Frischhaltedose mindestens 2 Stunden kaltstellen.

Währenddessen Süßkartoffeln schälen und in ca. 1 cm große Würfel schneiden. Rotkraut putzen und in feine Streifen schneiden. Ingwer schälen und fein reiben. Walnüsse grob hacken. 1 EL Rapsöl in einer beschichteten Pfanne erhitzen und Süßkartoffeln darin bei mittlerer Hitze bissfest garen. Ingwer am Ende der Garzeit dazugeben und kurz mitbraten. Pfanne vom Herd nehmen. Walnüsse, Ziegenfrischkäse und Rotkraut unter die Süßkartoffeln mischen. Mit Salz, Pfeffer und Kreuzkümmel würzen und abkühlen lassen.

Backofen auf 180 °C (Ober-/Unterhitze) vorheizen. Drei Viertel des Teigs auf einer bemehlten Arbeitsfläche rechteckig ausrollen. Fülle mittig verteilen, die Ränder darüber einschlagen, fest andrücken und Strudel mit der Naht nach unten auf ein mit Backpapier ausgelegtes Backblech setzen. Restlichen Teig dünn ausrollen und in dünne Streifen schneiden. Strudel mit den Teigstreifen dekorieren. Den Strudel mit etwas Milch bestreichen und ca. 35 Minuten auf mittlerer Schiene goldbraun backen.

Währenddessen Preiselbeeren glattrühren. Strudel in Stücke schneiden und heiß mit den Preiselbeeren servieren.

CHILI SIN CARNE

Zutaten für 4 Portionen:

- 120 g Sojagranulat
- 1 TL Suppenwürze
- 2 Zwiebeln
- 2 Knoblauchzehen
- 400 g passierte Tomaten
- 1 Dose Tomaten, gewürfelt
- 1 Dose Kidneybohnen, abgetropft
- 1 Dose Mais, abgetropft
- 5 g Zartbitterschokolade
- 1 TL Kreuzkümmel
- ¼ TL Paprika scharf
- ½ TL Paprika edelsüß
- ¼–½ TL Paprika geräuchert
- ¼ TL Kümmel gemahlen
- Salz, Pfeffer

Zubereitung:

Das Sojagranulat mit kochendem Wasser (+ 1 TL Suppenwürze) bedecken und für ca. 5–10 Minuten ziehen lassen. Zwiebeln und Knoblauch würfeln.

Die Zwiebeln mit 1 EL Rapsöl in einem großen Topf glasig dünsten.

Das vorbereitete Sojagranulat zu den Zwiebeln geben. Gut durchrühren und kurz bei mittlerer Hitze anbraten. Die Gewürze hinzugeben und unter ständigem Rühren kurz mitbraten.

Dann die Tomaten und ein kleines Stück Schokolade hinzugeben. Bohnen und Mais waschen und ebenfalls hinzufügen. Sollte das Chili zu dünn sein, einfach etwas länger einkochen lassen. Ist es zu dick oder zu wenig flüssig, einfach mehr Wasser hinzugeben.

Alles ca. 30–45 Minuten köcheln lassen und zwischendurch umrühren, damit nichts anbrennt. Den Knoblauch pressen oder fein hacken und ebenfalls hinzugeben.

Mit frischer gehackter Petersilie anrichten.

Je länger das Chili einkocht, desto leckerer schmeckt es. Am nächsten Tag ist es sogar noch besser!

LINSEN-SPINAT-EINTOPF MIT HIRTENKÄSE

Ca

Zutaten für 4 Portionen:

- 1 Knoblauchzehe
- 3 EL Rapsöl
- 250 g Cherrytomaten
- 1 TL Suppenwürze
- 300 ml Wasser
- 530 g Linsen (Dose, Abtropfgewicht)
- 250 g Hirtenkäse
- 1 TL Majoran, gerebelt
- 200 g TK-Blattspinat, aufgetaut
- ½ Handvoll Petersilienblätter
- Salz, gemahlener schwarzer Pfeffer

Zubereitung:

Knoblauch schälen und in Scheiben schneiden. Öl in einem Topf erhitzen und den Knoblauch darin bei mittlerer Hitze leicht anbraten. Tomaten dazugeben und kurz mitbraten.

Suppenwürze, 300 ml Wasser und Linsen in den Topf geben und unter Rühren bei höchster Hitze einmal aufkochen. Hitze reduzieren.

Hirtenkäse grob zerbröseln und die Hälfte davon mit Majoran und Spinat in den Topf geben. Alles gut vermischen, mit Salz und Pfeffer abschmecken.

Eintopf anrichten, restlichen Käse (125 g) darauf geben, mit Petersilie garnieren und servieren.

Passende Beilagen: Vollkornbrot, Kartoffeln, Vollkornreis ...

PILZBURGER MIT PETERSILIENDIP

Zutaten für 4–6 Laibchen:

- 450 g Champignons
- 1 Zwiebel
- 1 Knoblauchzehe
- 40 g Flohsamenschalen + 200 ml Wasser
- 1 EL Petersilie
- 100 g Haferflocken
- 2 TL Paprikapulver
- 2–3 EL Senf
- Salz
- Öl zum Braten (z. B. Rapsöl)
- Evtl. Semmelbrösel

Zum Dekorieren:

- Rucola
- Tomaten
- Zwiebel
- Salatgurke
- 1 Pitabrot pro Laibchen

Für den Petersiliendip:

- 2 EL Petersilie
- 250 g Naturjoghurt
- 50 g Skyr natur
- Salz, Pfeffer

Zubereitung:

Für die Pilzlaibchen die Champignons putzen und in kleine Würfel schneiden. Die Zwiebel und den Knoblauch schälen und fein hacken. Die Flohsamenschalen mit Wasser in einer kleinen Schüssel vermengen und ziehen lassen.

In einer Pfanne 1 EL Rapsöl erhitzen und die Champignons mit der Zwiebel und dem Knoblauch gut anbraten.

In einer Schüssel die Petersilie, das Paprikapulver, den Senf und ½ TL Salz vermengen. Die Pilz-Zwiebel-Mischung in die Schüssel geben. Danach die aufgeweichten Flohsamenschalen und die Haferflocken unterrühren. Es sollte eine kompakte Masse entstehen. Falls diese zu flüssig ist und sich keine Laibchen formen lassen, mit Semmelbröseln binden.

Masse anschließend zu handtellergroßen Laibchen formen und in einer mit Rapsöl bodenbedeckten Pfanne herausbraten. Auf einem Teller mit Küchenpapier abtropfen lassen und warm stellen.

Joghurt, Skyr und Petersilie in einer Schüssel vermengen. Mit Salz und Pfeffer abschmecken.

Die Burgerlaibchen nach Belieben mit Rucola, Tomaten, Zwiebel, Salatgurke und Petersiliendip verfeinern und im Pitabrot am Teller anrichten.

Passende Beilagen: Kartoffelspalten im Ofen gebraten.

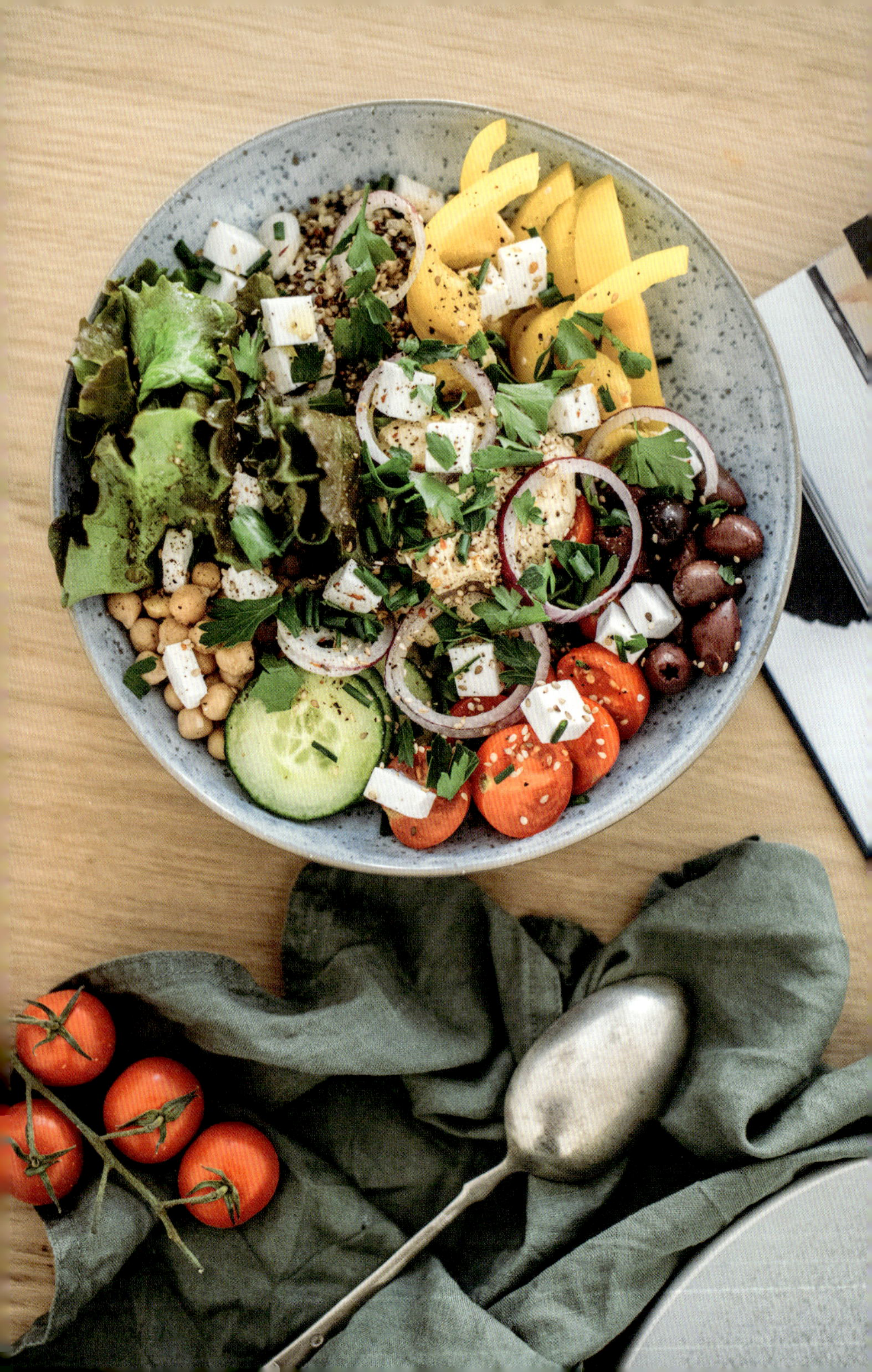

BUDDHA BOWL MIT QUINOA UND KICHERERBSEN

Zutaten für 2 Portionen:

- ½ Tasse Quinoa oder anderes Getreide
- 50 g Eichblattsalat
- 150 g Kirschtomaten, halbiert
- 1 gelbe Paprikaschote, entkernt und gewürfelt
- 4 Mini-Gurken, gewürfelt (oder ⅓ normale Gurke)
- ½ Dose Kichererbsen (150 g Abtropfgewicht) oder andere Hülsenfrüchte
- 10 Kalamata-Oliven, entkernt
- ½ rote Zwiebel, in feine Ringe geschnitten

Zum Servieren:

- 160 g Hummus
- 100 g Feta
- 2–3 TL Olivenöl
- Sesamsamen
- Frische Kräuter, z. B. Basilikum, Petersilie

Zubereitung:

Zuerst den Quinoa in einem feinmaschigen Sieb unter fließendem Wasser abspülen. Dann in einen Topf geben, 1 Tasse frisches Wasser hinzugießen, zum Kochen bringen und ca. 15 Minuten oder nach Packungsanweisung gar kochen.

Währenddessen die Tomaten, Gurken und Paprika waschen und in mundgerechte Stücke schneiden. Zwiebel in feine Ringe schneiden. Kichererbsen aus der Dose gründlich in einem Sieb mit Wasser abspülen.

Um die Bowls anzurichten, zuerst den gekochten Quinoa in eine Ecke der Schüsseln füllen. Dann den Salat, die Tomaten, Gurken, Paprika und Kichererbsen nebeneinander im Rondell anordnen.

Jetzt den Hummus in die Mitte setzen und etwas Olivenöl darüberträufeln. Dann Oliven, rote Zwiebeln und den Feta darauflegen und die Bowl mit Sesam und frischen Kräutern garnieren.

TEMPEH-GEMÜSEPFANNE

Zutaten für 2 Portionen:

- 200 g Tempeh, in 5-mm-Scheiben geschnitten
- 180 g Brokkoli, in kleine Röschen geschnitten
- 1 rote Paprikaschote, halbiert, entkernt und in Streifen geschnitten
- 120 g Vollkorn-Basmatireis, gründlich abgespült
- 400 ml Wasser
- 3 EL Erdnussöl, hitzebeständig
- 2 EL Tamari (Sojasauce)
- 1 EL Apfelessig
- 1 EL Erdnussmus
- 1 TL Sesamöl, kaltgepresst
- ½ TL Honig
- 1 TL Kartoffelstärke, mit 3 EL Wasser verrührt
- 1 milde rote Chilischote, entkernt und in Streifen geschnitten
- 1 Stängel Zitronengras, in 3 Stücke geschnitten
- 1 EL geriebener Ingwer
- 1 EL fein geschnittener Koriander
- Kristallsalz und Pfeffer aus der Mühle

Zubereitung:

Den Reis mit 360 ml Wasser in einen Topf geben und aufkochen lassen. Dann die Hitze stark reduzieren und zugedeckt ca. 40 Minuten garen.

In der Zwischenzeit den Tempeh mit 1 EL Erdnussöl in einer Pfanne goldbraun anbraten, aus der Pfanne nehmen und beiseitestellen.

Für das Gemüse die Pfanne mit dem restlichen Erdnussöl erneut erhitzen. Ingwer, Zitronengras und Chili darin 2 Minuten anbraten. Dann Paprika dazugeben, 2 Minuten anbraten, mit 400 ml Wasser ablöschen und 5 Minuten köcheln lassen.

Erdnussmus, Honig und Tamari einrühren, den Brokkoli in die Pfanne geben und 2 Minuten zugedeckt weiterkochen lassen. Dann den Deckel entfernen und den Herd abschalten.

Sobald der Reis gar ist, den Apfelessig und die Stärke in die Sauce einrühren und nochmals aufkochen lassen. Dann das Zitronengras entfernen und den Tempeh in die Sauce geben. Kurz darin erwärmen, mit Salz und Pfeffer abschmecken und mit Sesamöl beträufeln.

Die Tempeh-Gemüsepfanne zusammen mit dem Reis auf zwei Tellern anrichten und mit Koriander bestreut genießen.

LINSEN-KNUSPERWRAPS MIT GEMÜSEFÜLLUNG UND GURKENRAITA

Zutaten für 4 Portionen:

Wraps:

- 180 g rote Linsen
- 1 TL scharfes Paprikapulver
- 4 EL Rapsöl
- 600 g Rispentomaten
- ½ Kopf Spitzkraut
- 60 g Ingwer
- 1 Knoblauchzehe
- 1 Prise gemahlener Koriander
- 2 EL Sesamöl
- 1 Prise gemahlener Kreuzkümmel
- 60 g ungesalzene Cashewkerne
- 1 Limette
- 1 Avocado
- 1 rote Zwiebel
- 2 EL Korianderblätter
- Salz

Für die Raita:

- 4 Mini-Gurken
- 40 g Ingwer
- 1 Knoblauchzehe
- 2 EL Minzblätter
- 250 g Joghurt
- ½ TL Chiliflocken
- Salz

Zubereitung:

Für die Wraps Linsen in einem Mixbecher mindestens 30 Minuten in 200 ml kaltem Wasser einweichen.

Linsen samt Wasser mit einem Pürierstab sehr fein mixen. Mit Salz und Paprikapulver würzen. Eine Pfanne (24 cm ø) stark erhitzen, ½ EL Rapsöl hineingeben, ¼ der Linsenmasse hineingießen und mit einem Löffel dünn verstreichen. Ca. 2 Minuten braten, vorsichtig wenden und weitere 2 Minuten braten. Auf die gleiche Art 3 weitere Wraps zubereiten. Nebeneinanderlegen.

Tomaten in Spalten schneiden. Spitzkraut vom Strunk befreien und in ½ cm breite Streifen schneiden. Ingwer schälen und in feine Stifte schneiden. Knoblauch schälen und in feine Scheiben schneiden.

Eine große schwere Pfanne stark erhitzen. 1 EL Rapsöl hineingießen und das Kraut darin unter Rühren scharf anbraten. Je die Hälfte von Ingwer und Knoblauch kurz mitbraten. Mit Salz und 1 Prise Koriander würzen. Das Kraut auf die Wraps verteilen.

Pfanne erneut stark erhitzen. 1 EL Rapsöl hineingießen und die Tomatenviertel darin 1 Minute anrösten. Restlichen Ingwer und Knoblauch kurz mitbraten. Salzen und auf die Wraps verteilen.

Sesamöl, je 1 Prise Koriander und Kreuzkümmel in eine Pfanne geben und bei mittlerer Hitze kurz anrösten. Cashews dazugeben und ca. 2 Minuten unter Rühren goldbraun rösten. Auf die Wraps verteilen.

Limette auspressen. Avocado halbieren, entsteinen und das Fruchtfleisch möglichst im Ganzen aus der Schale lösen. In Scheiben schneiden, auf die Wraps legen und mit Limettensaft beträufeln.

Zwiebel schälen, in feine Scheiben hobeln und auf die Wraps verteilen. Korianderblätter darauflegen. Wraps vorsichtig zusammenklappen.

Für die Raita Gurken putzen und grob raspeln. Ingwer und Knoblauch schälen und fein hacken. Minze grob hacken. Gurke, Ingwer, Knoblauch, Minze und Joghurt verrühren, mit Chili und Salz abschmecken.

Wraps anrichten und mit der Raita servieren.

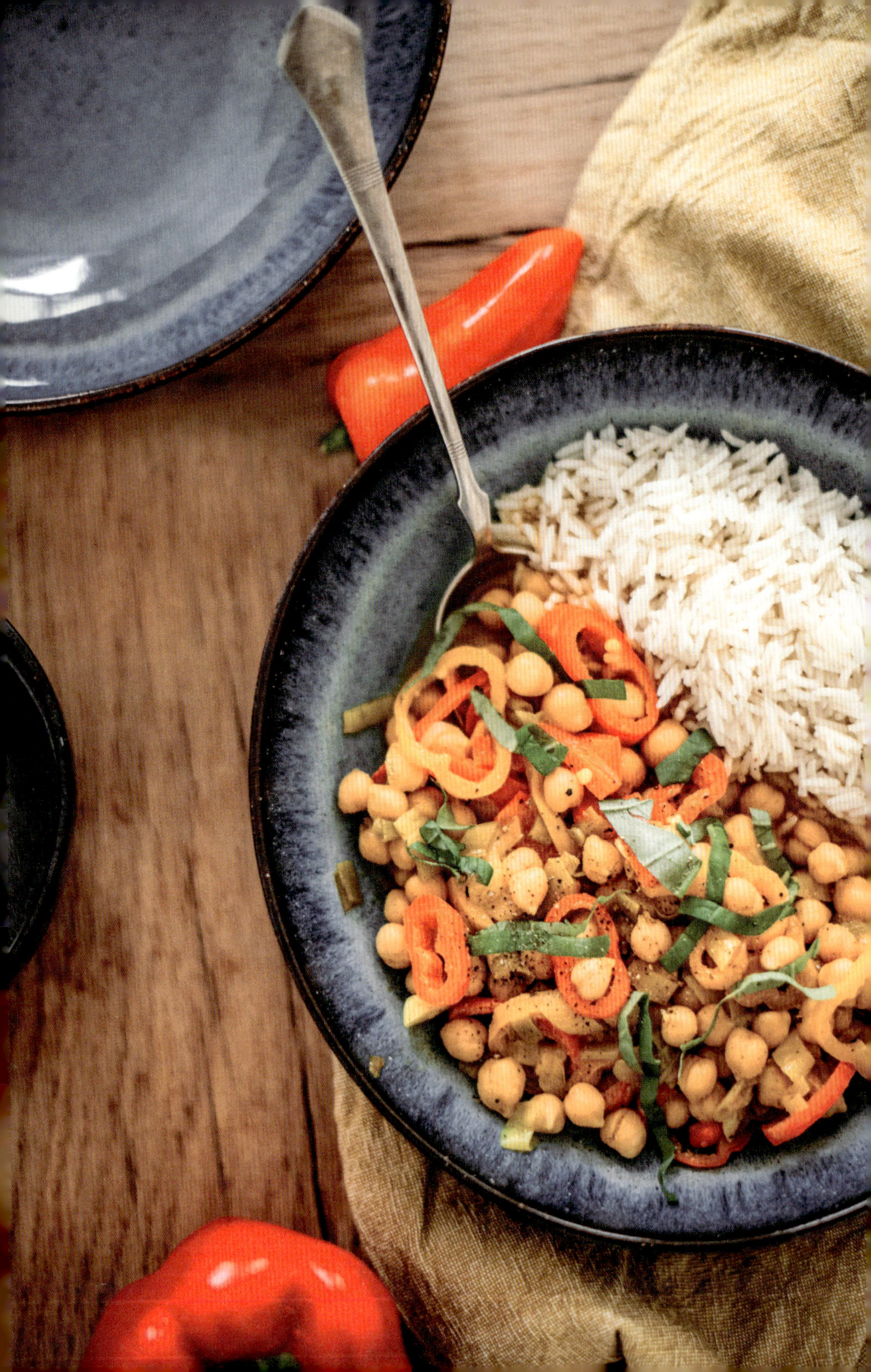

GELBES THAI-CURRY

Zutaten für 2 Portionen:

- 125 g Basmati-Reis
- 1 rote Paprikaschote
- 1 gelbe Paprikaschote
- 1 Dose Kichererbsen, abgetropft
- 1 Bund kleine Lauchzwiebeln
- 1 Bund Zitronengras
- Etwas Thaibasilikum
- 1 TL Sesamöl
- 1 TL gelbe Currypaste
- Currypulver
- Kurkuma
- Salz, frisch gemahlener Pfeffer
- 200 ml Kokosmilch
- 1 Dose Wasserkastanien

Zubereitung:

Wasser zum Kochen bringen, salzen und den Basmati-Reis nach Packungsanweisung zubereiten. Das dauert 15–20 Minuten.

Währenddessen Gemüse, Zitronengras und Thaibasilikum waschen. Die Paprika halbieren, entkernen und in Streifen, die Lauchzwiebeln in Ringe schneiden. Das Zitronengras quer dritteln. Die Kichererbsen in einem Sieb abwaschen.

Das Sesamöl in einer Pfanne erhitzen und die gelbe Currypaste darin leicht anrösten. Klein geschnittenes Gemüse und Zitronengras dazugeben und 3 Minuten unter Rühren dünsten. Mit Salz, Pfeffer, Curry und Kurkuma würzen. Anschließend Kokosmilch, Kichererbsen und Wasserkastanien hinzufügen und auf mittlerer Flamme alles etwa 5 Minuten köcheln lassen.

Inzwischen das Thaibasilikum fein hacken. Zum Schluss das mitgekochte Zitronengras entfernen, dafür das Thaibasilikum hineingeben und nur kurz unterrühren. Das fertige Curry mit Basmati-Reis heiß servieren.

EINFACHE BURRITOS

Zutaten für 4 Portionen:

- 1 Packung Vollkorn-Tortillas (ca. 2 Stück pro Person)
- 1 EL Rapsöl
- 1 Dose Kidneybohnen
- 1 Dose Mais
- 1 Dose passierte Tomaten
- 1 EL Tomatenmark
- 1 TL Kreuzkümmel
- Chiliflocken nach Belieben
- 1 Scheibe Käse je Tortilla
- ½ Paprikaschote
- ½ Becher Sauerrahm
- 1 Tasse Reis

Zubereitung:

Reis nach Packungsanleitung kochen.

Öl in einer Pfanne erhitzen. Tomatenmark kurz anbraten, Kreuzkümmel kurz mitbraten. Bohnen in einem Sieb abspülen, in die Pfanne geben und mit passierten Tomaten aufgießen. Mit Salz, Pfeffer und evtl. Chiliflocken würzen. 5 Minuten köcheln lassen, dann Mais hinzugeben und unterrühren. Paprika in kleine Würfel schneiden.

Tortillas in der Mikrowelle einige Sekunden erwärmen und beliebig füllen: Beispielsweise 2 EL Reis in der Mitte der Tortilla verteilen, danach mit 1 Scheibe Käse, 2 EL Tomaten-Bohnen-Ragout, 1 TL Paprikawürfeln und 1 TL Sauerrahm belegen.

> Tortillas am besten nicht zugleich, sondern portionsweise aufwärmen – so kühlen sie nicht aus.

BOHNENGULASCH

Zutaten für 4 Portionen:

- 1 Zwiebel
- 1 Knoblauchzehe
- 50 g Lauch
- 1 EL Rapsöl
- 100 g Karotten
- 70 g Knollensellerie
- 250 g weiße Bohnen aus der Dose, abgetropft
- 200 g Käferbohnen aus der Dose, abgetropft
- 1 EL Tomatenmark
- 1 Schuss Essig
- 1 TL Paprikapulver geräuchert
- 1 ½ TL Paprikapulver edelsüß
- ¼ TL Kurkuma gemahlen
- 1 TL Kümmel gemahlen
- 1 TL Kümmel ganz
- 1 EL Majoran gerebelt
- 1 Lorbeerblatt
- 1 l Gemüsebrühe
- Salz, Pfeffer

Zubereitung:

Zwiebel, Knoblauch und Lauch fein hacken. Karotten und Knollensellerie in kleine, mundgerechte Würfel oder Scheiben schneiden.

In einem Topf Zwiebel und Lauch in Öl glasig anschwitzen. Topf von der heißen Platte nehmen. Knoblauch, Paprikapulver geräuchert und edelsüß, Kurkuma, Kümmel gemahlen und ganz hinzugeben und erwärmen, bis die Gewürze ihr Aroma enfalten. Immer wieder umrühren. Nicht zu stark anrösten, sonst werden die Gewürze bitter.

Topf wieder auf die Herdplatte stellen. Tomatenmark hinzugeben und kurz mitrösten. Dann mit einem Schuss Essig ablöschen. Mit Gemüsebrühe aufgießen. Lorbeerblatt, Karotten und Knollensellerie hinzugeben. Köcheln lassen, bis das Gemüse bissfest ist.

Bohnen und Majoran hinzufügen. Noch weitere 5 Minuten köcheln lassen, dann servieren.

Dazu passen Semmelknödel oder Kartoffeln und grüner Salat.

Passende Beilagen: Vollkornbrot, Kartoffeln, Vollkornreis ...

VEGETARISCHES KÜRBISGRATIN MIT TOMATEN

Zutaten für 4 Portionen:

- 1 kg Kürbis
- 400 g Tomaten
- 2 Knoblauchzehen
- 2 Stangen Lauch
- ½ Bund Petersilie
- 200 g Käse (Feta, Taleggio oder junger Pecorino)
- 2 EL Rapsöl
- Salz, Pfeffer

Zubereitung:

Ofen auf 200 °C vorheizen. Kürbis putzen, schälen und in etwa ½ cm dicke, nicht zu große Scheiben schneiden. Tomaten waschen (nach Belieben häuten) und würfeln.

Knoblauch schälen und in dünne Scheiben schneiden, Lauch waschen, putzen und in Streifen schneiden. Die Petersilie waschen, trocken schütteln und die Blättchen fein hacken.

Den Käse vorbereiten: Feta zerkrümeln, Taleggio oder Pecorino entrinden und würfeln.

Rapsöl in einer Pfanne erhitzen. Kürbis darin bei mittlerer Hitze etwa 5 Minuten unter Rühren braten; salzen, pfeffern und herausnehmen. Tomaten, Knoblauch und Lauch in der Pfanne 1–2 Minuten andünsten. Petersilie untermischen, mit Salz und Pfeffer abschmecken.

Den Kürbis in eine feuerfeste Form füllen. Tomaten darüber verteilen und mit dem Käse belegen oder bestreuen.

Den Kürbis im Ofen (Mitte, Umluft 180 °C) 15–20 Minuten backen, bis der Käse leicht gebräunt ist. Das Gratin schmeckt heiß, lauwarm und auch abgekühlt gut.

Fein zu gebratenen Fischfilets oder auch als Abendessen mit Brot.

ROTE-BETE-BURGER MIT SCHWARZEN BOHNEN UND SCHAFSKÄSE

Zutaten für 2 Portionen:

- 1 frische Rote Bete (250 g)
- 200 g schwarze Bohnen (Konserve)
- 1 Knoblauchzehe
- 2–3 Stiele frische Minze
- 70 g Haferflocken
- 100 g Weizenmehl (oder Dinkelmehl oder gemahlene Mandeln)
- 1 Eiklar
- 1 TL Zitronensaft
- 80 g Feta
- 1 Prise Kreuzkümmel
- 1 Prise gemahlener Koriander
- Salz, schwarzer Pfeffer
- Rapsöl zum Braten

Für die Salatbeilage:

- 2 Handvoll Salatblätter
- 1 EL Olivenöl
- ½ EL Balsamico-Essig
- Meersalz, schwarzer Pfeffer

Außerdem:

- 2–3 Burgerbrötchen
- ½ Avocado, mit einer Gabel zerdrückt
- ½ Salatgurke, in Scheiben gehobelt
- ½ rote Zwiebel, in feine Ringe geschnitten
- 1 Handvoll Sprossen (z. B. Mungobohnen- oder Rettichsprossen)
- Süßkartoffel- oder Kürbisspalten, im Ofen gebacken (nach Belieben)

Zubereitung:

Rote Bete schälen und auf einer Küchenreibe raspeln. Am besten eine Schürze und Küchenhandschuhe anziehen. Die Bohnen in ein Sieb geben, mit kaltem Wasser abbrausen und abtropfen lassen. Bohnen mit einem Kartoffelstampfer zu Brei stampfen.

Knoblauch schälen und fein hacken. Die Blätter der Minze abzupfen und fein hacken.

Haferflocken mit Mehl mischen. Rote Bete, Bohnen, Knoblauch, Minze, Eiklar, Zitronensaft und Feta-Käse hinzufügen und alles zu einer leicht klebrigen Burger-Masse verrühren. Die Burger mit Kreuzkümmel, Koriander, Salz und Pfeffer abschmecken.

Mit leicht befeuchteten Händen Burgerpatties aus der Masse formen.

In einer großen beschichteten Pfanne 1 EL Öl erhitzen. Die Burger darin von beiden Seiten je 5 Minuten bei mittlerer Hitze braten, bis sie außen knusprig und innen gar sind.

Für die Salatbeilage die Salatmischung in einer Schale anrichten. Öl und Essig verquirlen, mit Salz und Pfeffer würzen. Die Marinade über den Salat träufeln.

Die untere Hälfte der Burgerbrötchen mit Avocado bestreichen. Je einen Rote-Bete-Burger auf die Avocado setzen und mit Gurke, Zwiebel und Sprossen belegen. Die obere Hälfte der Brötchen auf die Burger setzen und die Burger mit Salat und (nach Belieben) mit gebackenen Süßkartoffel- oder Kürbisspalten servieren.

Hinweis: Wenn Sie einen Hochleistungsmixer besitzen, können Sie die Burger ganz einfach damit zubereiten: Alle Zutaten in den Mixer geben und zu einer geschmeidigen, leicht klebrigen Masse verrühren.

PASTA MIT LINSENSUGO

Zutaten für 4 Portionen:

- 1 Zwiebel
- 1 große Knoblauchzehe
- 100 g Karotten (etwa 1 große Karotte)
- 100 g Sellerie
- 250 g Pilze
- 3 getrocknete Tomaten
- 150 g rote Linsen
- 75 g Walnüsse
- 100 g Tomatenmark
- 1 Dose Tomaten
- 2 EL Rapsöl
- Oregano
- Evtl. etwas Tabascosauce

Zubereitung:

Die Zwiebel und den Knoblauch fein hacken, Karotte und Sellerie grob raspeln. Rapsöl in einer tiefen Pfanne erhitzen und Zwiebel und Knoblauch darin anbraten. Dann die Gemüseraspeln dazugeben, mit einem Deckel zudecken und 5 Minuten auf mittlerer Hitze anbraten.

In der Zwischenzeit die Pilze grob zerkleinern. Die getrockneten Tomaten am besten sehr fein schneiden, damit sich der Geschmack besser in der Sauce verteilt!

Wenn das Karotten-Sellerie-Gemüse gut durchgebraten ist, die Pilze und nach Bedarf etwas mehr Öl hinzugeben. Das Ganze nochmals für etwa 3 Minuten anbraten, eventuell dafür die Hitze etwas hochdrehen.

Linsen und Walnüsse abwiegen, Walnüsse grob hacken. Linsen in einem Sieb gut abwaschen.

Wenn die Pilze gut angebraten sind, Linsen und Walnüsse mit dem Gemüse kurz mitbraten (ähnlich wie bei einem Risotto). Dann das Tomatenmark hinzufügen, kräftig rühren und das Ganze mit der Dose Tomaten ablöschen. Etwa 300–400 ml Wasser nach und nach dazugeben. Die Linsen weichkochen.

Sauce mit etwas Salz, Pfeffer, Oregano, Basilikum und Petersilie würzen. Für einen kleinen Kick kann man etwas Tabasco-Sauce hinzufügen.

Vollkornpasta nach Anleitung in Salzwasser kochen, bis sie al dente (bissfest) ist. Die Pasta mit dem Linsensugo in tiefen Tellern anrichten und mit frischen Kräutern dekorieren.

Blitz-Tipp: Sugo mit Sojagranulat statt Pilzen und getrockneten Tomaten zubereiten. Zubereitungsschritte wie beim Chili sin Carne (S. 106).

HAUPTGERICHTE MIT FISCH

MEDITERRANER SEEFISCH-TOPF

Zutaten für 4 Portionen:

- 100 g Zwiebeln
- 1–2 Knoblauchzehen
- 2 EL Rapsöl zum Braten
- 500 g frische Tomaten oder 1 große Dose Tomaten
- Salz, Pfeffer
- Majoran, getrocknet
- Rosmarin, getrocknet
- 600–800 g gemischtes Seefischfilet (Magerfisch und Fettfisch), z. B. Lachs, Seelachs oder Kabeljau
- 1 Zitrone
- 100 g Schafskäse
- 120 g entsteinte Oliven
- frisches Basilikum

Zubereitung:

Zwiebeln und Knoblauch schälen. Die Zwiebeln würfeln, den Knoblauch fein hacken oder pressen. Die Tomaten waschen und würfeln.

Zwiebeln und Knoblauch in 1 EL Öl glasig dünsten, die Tomaten hinzufügen und köcheln lassen, bis der Saft dick wird. Zwischendurch gelegentlich umrühren. Mit den getrockneten Kräutern, Salz und Pfeffer würzen.

Das Fischfilet mit Zitronensaft beträufeln und mit etwas Olivenöl einreiben. In etwa 2 cm große Stücke schneiden und in die köchelnde Tomatenmasse geben. Den Schafskäse würfeln und darüberstreuen. Das Ganze noch etwa zehn Minuten köcheln lassen. Die Oliven in Ringe schneiden. Basilikum waschen, einige schöne Blätter beiseitelegen, den Rest hacken. Oliven und Basilikum zur Fischsauce geben und das Gericht zum Servieren mit einigen Basilikumblättern dekorieren.

Als Beilage eignen sich Kartoffeln, Quinoa, Couscous, Bulgur, Hirse oder Reis.

ÜBERBACKENER FISCH MIT WALNUSSKRUSTE

Zutaten für 4 Portionen:

Für den Fisch:

- 4 Fischfilets à 150 g
- Zitronensaft
- Kräutersalz

Für die Walnusskruste:

- 250 g Sauerrahm
- Kräutersalz
- 2 EL Walnüsse
- 1 EL geriebener Parmesan

Zubereitung:

Walnüsse grob hacken und ohne Öl leicht anrösten. Alle Zutaten für die Walnusskruste vermischen. Backofen auf 170 °C vorheizen.

Fischfilets in eine ofenfeste Auflaufform geben, mit einigen Spritzern Zitronensaft und einer Prise Kräutersalz würzen und mit der Krustenmasse überziehen. Im vorgeheizten Ofen auf der untersten Schiene bei ca. 170 °C backen, bis die Kruste leicht bräunt, das dauert ca. 20–30 Minuten.

LAUWARMER LACHS AUF TOMATEN

Zutaten für 4 Portionen:

- 4 Lachsfilets (ohne Haut)
- 600 g Tomaten
- 2 EL Olivenöl
- 2 Stängel Basilikum
- 1 Zweig Thymian
- 200 g Rucola
- 2 EL Balsamico-Essig
- Salz, Pfeffer

Zubereitung:

Die Lachsfilets waschen, trocken tupfen und mit Salz und Pfeffer würzen. In einen Dämpfeinsatz legen. Einen passenden Topf 2–3 cm hoch mit Salzwasser füllen, den Dämpfeinsatz daraufsetzen und mit dem passenden Deckel verschließen. Das Wasser aufkochen und, sobald Dampf aufsteigt, den Lachs bei mittlerer Hitze 8–10 Minuten dämpfen.

Inzwischen die Tomaten waschen und halbieren, über Kreuz einschneiden und den Stielansatz entfernen. Die Tomaten mit kochendem Wasser überbrühen und 1 Minute ziehen lassen. Kalt abschrecken und die Haut abziehen. Die Tomaten vierteln, die Kerne entfernen und gleichmäßig würfeln. Basilikum und Thymian waschen und trocken tupfen. Die Basilikumblättchen in Streifen schneiden, vom Thymian die Blättchen abzupfen.

1 EL Öl in einer Pfanne erhitzen, die Tomatenwürfel darin bei mittlerer Hitze kurz erwärmen – nicht kochen lassen. Die Tomaten mit den Kräutern würzen, mit Salz und Pfeffer abschmecken.

Rucola verlesen, waschen und trocken schleudern, dabei grobe Stiele entfernen, die Blätter grob hacken. Mit 1 EL Olivenöl und dem Essig mischen. Nach Geschmack mit Pfeffer würzen. Den Lachs auf den lauwarmen Tomaten mit dem Rucola-Salat anrichten.

Passende Sättigungsbeilage: Quinoa, Kartoffeln oder eine kleine Portion Vollkornbandnudeln

BUNTE SALATBOWL MIT LACHS

Zutaten für 4 Portionen:

- 1 große Süßkartoffel
- 1 TL Olivenöl
- 1 Prise Salz
- 50 g Belugalinsen
- 100 g Rucola
- 2 Frühlingszwiebeln
- 1 Karotte
- 150 g Rotkraut
- 80 g rote Weintrauben
- 1 Bund Koriander (klein)
- 4 EL Sprossen (z. B. Alfalfa-Sprossen)
- 2 EL Cashewkerne
- 400 g Lachsfilet, frisch oder tiefgekühlt
- 2 EL Rapsöl

Für das Dressing:

- 1 EL Olivenöl
- 1 EL mittelscharfer Senf
- 1 TL flüssiger Honig
- 2 EL Weißweinessig
- Pfeffer, Salz

Zubereitung:

Falls tiefgekühlter Lachs verwendet wird: Lachs in einem Gefäß im Kühlschrank über Nacht auftauen lassen.

Backofen auf 200 Grad Ober-/Unterhitze vorheizen. Süßkartoffel schälen, waschen und in 1 cm dicke Scheiben schneiden. Mit Olivenöl und etwas Salz vermengen. 30 Minuten im vorgeheizten Ofen backen und nach 15 Minuten einmal wenden. Währenddessen Belugalinsen in ein Sieb geben, waschen und abtropfen lassen. In der doppelten Menge Wasser ca. 25 Minuten bissfest garen (Packungsanweisung beachten).

Rucola waschen und trocken schleudern. Frühlingszwiebeln waschen, putzen und in feine Ringe schneiden. Karotte waschen, schälen und fein raspeln. Vom Rotkraut ggf. den Strunk entfernen, waschen und abtropfen lassen. Rotkraut in feine Streifen hobeln. Weintrauben waschen und halbieren. Koriander abbrausen, trocken schütteln, die dicken Stiele entfernen und fein hacken. Sprossen waschen und abtropfen lassen. Cashewkerne in einer Pfanne ohne Öl goldbraun rösten. Für das Dressing Olivenöl, Senf, Honig und Weißweinessig miteinander vermengen. Mit Pfeffer und Salz abschmecken.

Lachs kalt abspülen und trocken tupfen. 2 EL Rapsöl in einer kleinen beschichteten Pfanne erhitzen. Lachs leicht salzen und pfeffern. Ins heiße Öl geben und bei mittlerer Hitze ca. 4 Minuten braten, dann wenden und von der anderen Seite ebenfalls 2–3 Minuten bei kleiner bis mittlerer Hitze braten. Lachs vorsichtig aus der Pfanne heben.

Gebackene Süßkartoffelscheiben sowie Rotkrautstreifen und Rucola auf 4 Schüsseln verteilen. Mit geraspelter Karotte, Belugalinsen, Frühlingszwiebel-Ringen, Weintrauben und Lachs anrichten. Das Dressing darauf verteilen und die Bowl mit Koriander, Cashewkernen und Sprossen dekorieren.

FISCHFILET IM GEMÜSEBETT

Zutaten für 4 Portionen:

- 1 kleines Stück Sellerie
- 2 mittelgroße Karotten
- 1 EL Rapsöl
- 250 ml Gemüsebrühe
- 1 Stange Lauch
- Salz
- 2 Tomaten
- ½ Bund Schnittlauch
- 4–5 EL Sahne
- 1 TL Speisestärke
- 1 EL Meerrettich
- 600 g Fischfilet
- Salz, Pfeffer

Zubereitung:

Karotten und Sellerie schälen, waschen, mit dem Sparschäler erst in Scheiben, dann in 1 cm breite Streifen schneiden. Im Rapsöl andünsten, mit Gemüsebrühe angießen und zugedeckt 5 Minuten dünsten. Den Lauch putzen, waschen, in Streifen schneiden und hinzufügen. Mit wenig Salz würzen.

Die Tomaten mit heißem Wasser überbrühen, die Haut abziehen, entkernen und in Würfel schneiden. Den Schnittlauch waschen und in Röllchen schneiden. Die Hälfte der Tomaten und des Schnittlauchs zum Gemüse geben. Die Sahne mit der Speisestärke verrühren und ebenfalls dazugeben, kurz aufkochen. Den Meerrettich untermischen.

Das Fischfilet abspülen, trocken tupfen und in vier Stücke schneiden. 4 große Stücke Backpapier ausbreiten und das Gemüse darauf verteilen. Mit den Fischfilets belegen, mit Salz und Pfeffer würzen und verschließen. Die Päckchen auf einem Backblech 15 Minuten bei 180–200 °C im vorgeheizten Backofen garen.

Die Päckchen kurz öffnen, mit den restlichen Tomaten und Schnittlauch bestreuen, wieder verschließen und servieren.

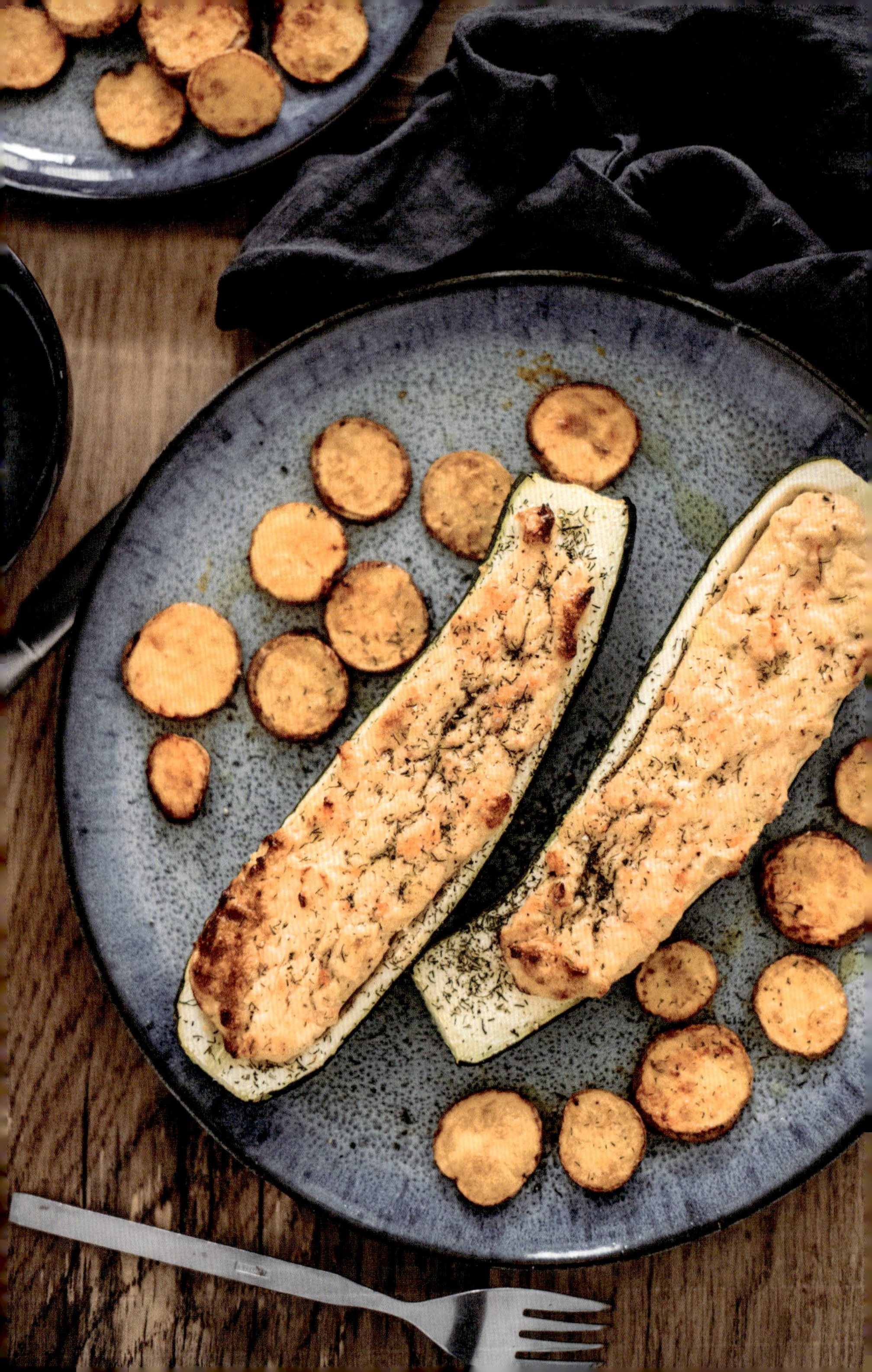

GRATINIERTE ZUCCHINI MIT RÄUCHERLACHS UND OFENKARTOFFELN

Zutaten für 4 Portionen:

- 4 Zucchini
- 200 g Räucherlachs
- 250 g Quark/Topfen (20 %)
- 1 Ei (Größe M)
- 2 EL Semmelbrösel
- 800 g festkochende Frühkartoffeln
- 1 TL Paprikapulver edelsüß
- 4 EL Olivenöl
- ½ TL bunter Pfeffer
- 1 Handvoll Dill
- Salz, schwarzer Pfeffer aus der Mühle

Zubereitung:

Zucchini halbieren und das Kerngehäuse mit einem Löffel entfernen. Zucchini leicht salzen und 15 Minuten rasten lassen. Währenddessen Backofen auf 180 °C (Umluft) vorheizen. Lachs fein würfeln und mit Quark, Ei und Bröseln verrühren, salzen und pfeffern.

Kartoffeln samt Schale in ca. 5 mm dicke Scheiben schneiden. Mit Salz und Paprikapulver würzen, mit 2 EL Olivenöl vermischen und auf ein mit Backpapier ausgelegtes Backblech legen. Das entstandene Wasser aus den Zucchini abgießen und diese mit Küchenpapier trocken tupfen. Zucchini mit der Lachsmasse füllen und ebenfalls auf das Backblech legen. Kartoffeln und Zucchini ca. 25 Minuten auf mittlerer Schiene goldbraun backen.

Kartoffeln und Zucchini anrichten, mit Dill und Pfeffer bestreuen, mit restlichem Olivenöl (2 EL) beträufeln und servieren.

Tipp: Das Kerngehäuse der Zucchini kann grob geschnitten und in der Füllung mitverarbeitet werden.

HAUPTGERICHTE MIT FLEISCH

GEFÜLLTE PITA MIT HÜHNERFLEISCH UND JOGHURTMARINADE

Zutaten für 4 Portionen:

Füllung:

600 g Hühnerfilets
3 Knoblauchzehen
700 g Joghurt
1 rote Zwiebel
2 Tomaten
4 EL Olivenöl
6 EL Korianderblätter
Salz, schwarzer Pfeffer
1 Zitrone

Pitas:

15 g Olivenöl
450 g Dinkelmehl + Mehl für die Arbeitsfläche
1 Pkg. Trockenhefe
1 EL Kristallzucker
½ TL Salz
2 EL Soja-Crème cuisine
2 EL Sesam

Zubereitung:

Für die Füllung das Fleisch kalt abspülen, trocken tupfen und in ca. 2,5 cm große Stücke schneiden. Knoblauch schälen, pressen und mit 400 g Joghurt verrühren. Fleisch ins Knoblauchjoghurt einlegen und zugedeckt über Nacht kaltstellen.

Für die Pitas Mehl mit Hefe, Zucker, Salz, 270 ml lauwarmem Wasser und Olivenöl vermischen. Ca. 10 Minuten zu einem glatten Teig verkneten. Mit einem feuchten Geschirrtuch zugedeckt ca. 60–90 Minuten rasten lassen, bis sich das Volumen etwa verdoppelt hat.

Teig nochmals durchkneten und in 4 Portionen teilen. Auf einer bemehlten Arbeitsfläche zu ca. 3 cm dicken runden Fladen ausrollen. Auf ein mit Backpapier ausgelegtes Backblech legen und wieder feucht zugedeckt ca. 45 Minuten gehen lassen.

Backofen auf 220 °C (Ober-/Unterhitze) vorheizen. Die Teiglinge mit einem scharfen Messer kreuzweise einritzen und mit Soja-Cuisine bestreichen. Mit Sesam bestreuen. Auf der zweiten Schiene von unten ca. 20 Minuten goldbraun backen. Aus dem Ofen nehmen und ca. 10 Minuten abkühlen lassen.

Währenddessen für die Füllung die Zwiebel schälen und in feine Ringe schneiden. Tomaten in feine Scheiben schneiden. Restliches Joghurt (300 g) salzen und pfeffern. Fleisch aus der Marinade nehmen, trocken tupfen und auf ca. 8 Spieße stecken. Eine große Grillpfanne erhitzen. Die Fleischspieße salzen, pfeffern, mit Öl einpinseln und in der Pfanne 8–10 Minuten rundum grillen, bis das Fleisch goldbraun und gar ist.

Zitrone in Spalten schneiden. Pitas der Breite nach halbieren und zum Befüllen einschneiden. Fleisch von den Spießen lösen und mit Joghurt, Tomaten, Zwiebel und Koriander in die Pitas füllen. Mit Zitronenspalten servieren.

LARB (ASIATISCHER SALAT MIT HACKFLEISCH)

Zutaten für 4 Portionen:

- 280 g Jasminreis
- 1 TL Chiliflocken
- 1 TL gemahlener Ingwer
- 2 Karotten
- 2 rote Zwiebeln
- 2 Knoblauchzehen
- 1 Lauchgrün (ca. 120 g)
- 375 g mageres Rinderfhackfleisch
- 300 ml Gemüsesuppe
- 1½ unbehandelte Limetten
- 3 EL Sojasauce
- 4 EL Pflanzenöl
- 1 EL Kristallzucker
- 2 TL Fischsauce
- 1 Salatgurke
- 1 Handvoll Korianderzweige
- ½ Handvoll Minzezweige
- Salz

Zubereitung:

30 g Reis in einer Pfanne ca. 5 Minuten unter Rühren braun rösten. Im Mörser fein mahlen und mit Chiliflocken und Ingwer mischen. Restlichen Reis (250 g) nach Packungsanleitung garen.

Währenddessen Karotten putzen, schälen und in feine Streifen schneiden. Zwiebeln und Knoblauch schälen. Zwiebeln halbieren und in feine Streifen schneiden, Knoblauch in Scheiben schneiden. Lauch putzen, waschen und in feine Streifen schneiden.

Hackfleisch einmal kräftig durchkneten. Suppe mit Knoblauch aufkochen, Hackfleisch hineinbröseln und ca. 8 Minuten kochen lassen. Fleisch abseihen, dabei die Suppe auffangen und im Topf erneut aufkochen. Karotten, Lauch und Zwiebeln darin 2 Minuten garen. Abseihen, Suppe auffangen.

Saft der halben Limette auspressen. Faschiertes, Gemüse, 1 EL Sojasauce, 2 EL Öl, Limettensaft und Zucker in einer Schüssel mischen, mit Fischsauce und Salz würzen. (Dabei mit der Fischsauce vorsichtig sein und nur nach und nach dazugeben.) Etwas heiße Suppe hinzufügen. Warm stellen.

Gurke putzen, schälen und in Scheiben schneiden. Restliche Limette heiß waschen, trocken reiben und in Spalten schneiden. Restliches Öl (2 EL) in einer großen Pfanne erhitzen und den gegarten Reis darin bei starker Hitze kräftig braten. Dabei mit restlicher Sojasauce (1 bis 2 EL) beträufeln.

Salat, Reis und Gurke anrichten, mit Kräutern und Limettenspalten garnieren, mit etwas Reisgewürz bestreuen und servieren.

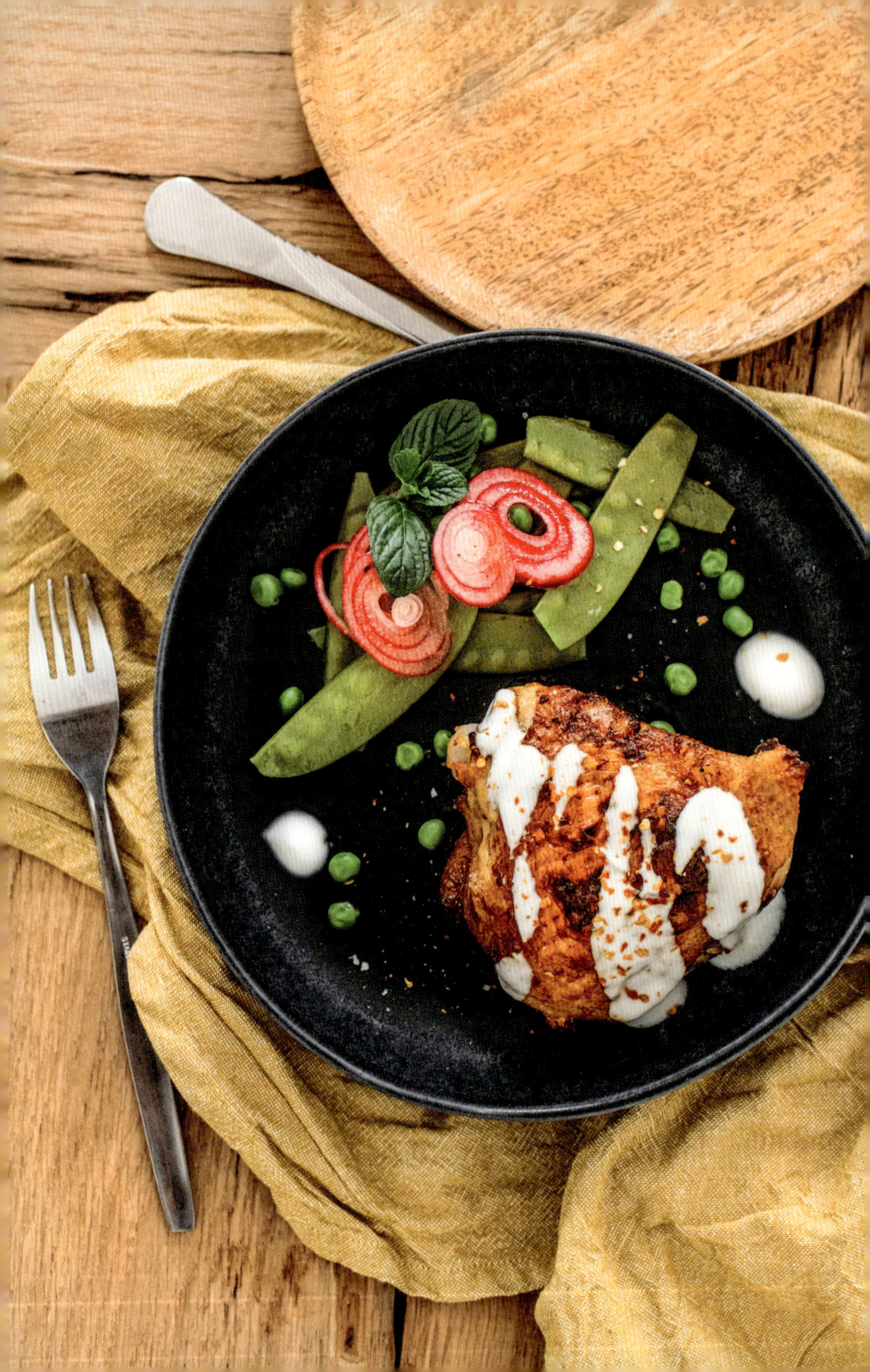

GEGRILLTES JOGHURT-HUHN MIT ERBSEN-MINZE-SALAT

Zutaten für 4 Portionen:

Für das Joghurt-Huhn:

- 8 Hühneroberkeulen am Knochen, ohne Haut
- 75 ml Naturjoghurt
- 1 Knoblauchzehe, gepresst
- 2 TL Chilipulver
- 2 TL Zitronensaft
- 2 TL Olivenöl
- Salz

Erbsen-Minze-Salat:

- 400 g Zuckererbsenschoten
- 150 g TK-Erbsen, aufgetaut
- 1 Handvoll Minzeblätter, gezupft
- ¼ rote Zwiebel
- 1 EL Zitronensaft
- 1 EL Weißweinessig
- 3 EL Olivenöl
- 150 ml Naturjoghurt zum Servieren (evtl. mit ein paar Tropfen Olivenöl, Chili und/oder Pfeffer vermengt)
- Salz, Pfeffer

Zubereitung:

Für das Joghurt-Huhn die Hühneroberkeulen in eine flache Schale legen. Joghurt, Knoblauch, Chili, Zitronensaft und Olivenöl in einer kleinen Schüssel vermengen und etwas salzen. Das Huhn mit der Marinade dick einstreichen und für 20 Minuten marinieren lassen. In der Zwischenzeit den Grill auf mittlere Hitze vorheizen.

Die Enden der Zuckererbsenschoten abschneiden und den Faden entfernen. Gesalzenes Wasser in einem großen Topf zum Kochen bringen, die Schoten 1 Minute ins kochende Wasser geben. Anschließend die aufgetauten Erbsen hinzufügen und eine weitere Minute kochen, dann abseihen und alles mit kaltem Wasser abschrecken. Die Erbsen sowie die Zuckererbsenschoten mit den Minzeblättern in eine Schale geben.

Rote Zwiebel in dünne Scheiben schneiden, mit dem Zitronensaft vermengen, nach Geschmack salzen und pfeffern und für 5 Minuten ziehen lassen, bis die Zwiebelscheiben weich und rosa werden. Weißweinessig und Olivenöl unterrühren und beiseitestellen.

Die Hühneroberkeulen aus der Marinade nehmen und auf den Grill legen. Die Stücke mehrmals wenden, bis sie gar sind.

Erst kurz vor dem Servieren die Zwiebelmischung zu der Erbsenmischung geben und unterheben. Den Erbsen-Minze-Salat sowie das Naturjoghurt in einer Schale zum Joghurt-Huhn servieren.

Passende Sättigungsbeilage: Kartoffeln, Couscous, Bulgur ...

BUNTE PUTEN-GEMÜSE-GRILLSPIESSE MIT SALAT UND PITA

Zutaten für 2 Portionen:

- 6 bunte Paprikaschoten
- 400 g Putenfilet
- 1 Salatgurke
- 2 rote Zwiebeln
- 3 EL Olivenöl
- 2 Pitabrote (für das Rezept siehe S. 124)
- 100 g Babyleaf-Mixsalat
- 100 g Rucola
- 2 EL Balsamico-Essig
- 1 Knoblauchzehe
- Salz, schwarzer Pfeffer

Zubereitung:

Grill des Backofens auf höchste Stufe vorheizen. Für den Salat 3 Paprikaschoten halbieren und entkernen. Mit der Hautseite nach oben auf ein Backblech legen. Auf oberster Schiene ca. 4 Minuten grillen, bis die Haut schwarz wird und Blasen bildet. Herausnehmen, Paprika mit einem nassen Geschirrtuch abdecken, ca. 5 Minuten rasten lassen, Haut abziehen und das Fruchtfleisch in 1 cm breite Streifen schneiden. Backofen auf 200 °C (Ober-/Unterhitze) schalten.

Für die Spieße Putenfilets kalt abspülen und trocken tupfen, in 12 bis 14 mundgerechte Stücke schneiden. Restliche Paprika (3 Schoten) mit einem Sparschäler schälen, halbieren und entkernen. In ca. 2 × 2 cm große Stücke schneiden. Gurke putzen, schälen, der Länge nach halbieren, die Kerne mit einem Teelöffel herauslösen, das Fruchtfleisch in 2 cm breite Stücke schneiden. Zwiebeln schälen und achteln. Fleischstücke und Gemüse abwechselnd auf 4 lange Spieße stecken. Mit 1 EL Öl beträufeln und salzen. Spieße in einer Grillpfanne oder auf dem Grill bei mittlerer Hitze 5 bis 6 Minuten rundum grillen. Mit Pfeffer bestreuen.

Für den Salat Babyleaf-Mixsalat und Rucola grob zerzupfen. Mit den gegrillten Paprika anrichten. Restliches Öl (2 EL), Balsamico, gehackten Knoblauch, Salz und Pfeffer verquirlen und über den Salat träufeln.

Spieße mit dem Salat anrichten und mit Pitabrot servieren.

SÜSSES

TOPFENNOCKEN MIT BEERENSAUCE

Zutaten für 8 Portionen:

- 1 kleiner Becher Naturjoghurt
- 1 Pkg. Magerquark/Magertopfen
- 1 Pkg. Sauerrahm
- 80 g Puderzucker
- Saft von ½ Zitrone
- 6 Blatt Gelatine
- 300 g TK-Beeren

Zubereitung:

Quark mit Joghurt, Rahm und Puderzucker sowie dem Zitronensaft vermischen. Die Gelatine im kalten Wasser einweichen. Die Gelatine ausdrücken und unter geringer Hitze am Herd auflösen. Auf keinen Fall die heiße Gelatine sofort unter die gesamte Masse rühren, die Masse wird sonst bröckelig und nicht sämig. Die Temperatur der Gelatine muss langsam an die Temperatur der Quarkmasse angepasst werden.

Die aufgelöste Gelatine in eine extra Schüssel geben. Ca. 1 EL von der Quarkmasse dazugeben und unter ständigem Rühren miteinander vermengen. Wenn diese Menge sämig gerührt ist, noch 1 EL Quarkmasse hinzufügen und wieder sämig rühren. Nun kann die temperierte Gelatine in die gesamte Quarkmasse gerührt werden.

Die Masse in eine Auflaufform geben und mind. 2 Stunden kühlen. Inzwischen Tiefkühlbeeren in einem Topf langsam erhitzen, bis sie weich sind. Mit einem Esslöffel Nocken aus der Quarkmasse ausstechen und auf Desserttellern verteilen. Mit warmer Beerensauce anrichten.

QUINOA-PORRIDGE MIT ORANGEN *

Zutaten für 2 Portionen:

- ½ Vanilleschote
- 100 g Quinoa
- 125 ml Sojadrink
- 200 ml Wasser
- 1 TL gemahlener Zimt
- 2 EL Kristallzucker
- 1 Prise Salz
- 1 Orange
- 1 TL Honig

Zubereitung:

Vanilleschote der Länge nach halbieren und das Mark herauskratzen. Vanillemark, Quinoa, Sojadrink, 200 ml Wasser, 1 TL Zimt, Zucker und Salz in einem Topf verrühren, aufkochen und zugedeckt ca. 25 Minuten köcheln lassen, bis die Quinoa fast die ganze Flüssigkeit aufgenommen hat und gar ist.

Währenddessen die Orange mit einem Messer schälen und in Scheiben schneiden.

Porridge anrichten, Orangenscheiben darauflegen, mit Honig beträufeln, mit etwas Zimt bestreuen und servieren.

* Wenn Dattelsirup o. Ä. statt Honig verwendet wird.

ZIMTCREME MIT BIRNE UND HONIGNÜSSEN

Zutaten für 4 Portionen:

- 1 Vanilleschote
- 3 Birnen
- 3 EL Zucker
- 2 EL Zitronensaft
- 200 ml Apfelsaft
- 125 g Nussmix
- 3 EL Honig
- 400 g Skyr oder Magerquark/Magertopfen
- 2 ½ TL gemahlener Zimt
- 200 g Joghurt

Zubereitung:

Vanilleschote der Länge nach halbieren und das Mark herauskratzen. Birnen schälen, entkernen und in Spalten schneiden. Zucker in einer Pfanne bei niedriger Hitze schmelzen lassen, bis ein hellbrauner Karamell entsteht. Birnen hineingeben und im Karamell wenden. Zitronen- und Apfelsaft zugießen und aufkochen. Die Hälfte des Vanillemarks dazugeben und die Birnen ca. 5 Minuten weich dünsten. Vom Herd nehmen und abkühlen lassen.

Nüsse grob hacken und in einer Pfanne ohne Fett unter häufigem Wenden rösten, bis sie duften. 2 EL Honig darauf verteilen und die Nüsse kurz darin wenden. Vom Herd nehmen und abkühlen lassen.

Skyr mit restlichem Vanillemark, 2 TL Zimt und restlichem Honig (1 EL) glattrühren. Joghurt unterheben.

Creme mit Birnen und Nüssen anrichten, mit restlichem Zimt (½ TL) bestreuen und servieren.

*Wenn hauptsächlich Walnüsse verwendet werden.

KÜRBISPUDDING MIT KARAMELLISIERTEN KÜRBISKERNEN UND KÜRBISKERNÖL

Zutaten für 9 Portionen:

- 1 l Milch
- 200 g Hokkaidokürbis
- 25 g Zucker
- 55 g Vanillepuddingpulver
- Zimt, Vanillemark
- Kürbiskerne, Puderzucker, Kürbiskernöl

Zubereitung:

Kürbis waschen, in Würfel schneiden und mit Vanillemark und einer Prise Zimt im Ofen bei 180 °C braten, bis der Kürbis weich ist. (ca. 45 Minuten)

Milch aufkochen, gebratenen Kürbis dazugeben und mit dem Pürierstab mixen.

Zucker in einer beschichteten Pfanne karamellisieren und zur Milch geben. Mit Puddingpulver unter ständigem Rühren binden. Pudding in Förmchen füllen und auskühlen lassen.

Kürbiskerne hacken, mit etwas Puderzucker bestreuen und im Ofen bei 180 °C rösten. Kürbiskerne und Kürbiskernöl je nach Belieben dekorieren.

Auch vegan möglich! Einfach Milch durch Sojadrink ersetzen.

SELBSTGEMACHTES KNUSPERMÜSLI *

Zutaten:

- 400 g Getreideflocken (Hafer, Dinkel ...)
- 100 g gehackte Nüsse/ Kerne (Mandeln, Walnüsse, Haselnüsse, Sonnenblumenkerne ...)
- 1 Prise Zimt
- 1 Prise Salz
- 3 EL Pflanzenöl (Rapsöl)
- 1 ½ EL Honig
- 2 Eiklar

Zubereitung:

Den Ofen auf 180 °C (Ober-/Unterhitze, Umluft: 160° Grad) vorheizen. Backblech mit Backpapier belegen. Haferflocken, Nüsse/ Kerne und Zimt in einer Schüssel verrühren.

Das Öl und den Honig in einem Topf leicht erhitzen. Das Honig-Öl-Gemisch in die Flockenmischung geben und alles mit einem Spatel gut verrühren, bis die Masse gleichmäßig feucht ist.

Die 2 Eiklar mit einer Prise Salz zu Schnee schlagen und ebenfalls unter die Masse heben. Die Masse auf dem Blech verteilen. Im vorgeheizten Ofen ca. 10 Minuten backen. Dann mit einem Pfannenwender die Knuspermüslistücke wenden. Weitere 6–8 Minuten backen – immer wieder in den Ofen schauen, damit die Masse nicht zu dunkel wird.

Vollständig abkühlen lassen und in Behälter füllen.

Haltbarkeit: mind. 2 Wochen

Das Rezept kann individuell mit diversen Nüssen, Samen oder Kernen und auch Gewürzen adaptiert werden. Beispiel: Kokosflocken/ Kokoschips, Leinsamen, Vanille, Orangenzesten, Sesam, Mohn, Pekannüsse, Cashewkerne etc.

* Wenn hauptsächlich Walnüsse verwendet werden.

BLITZ-EIS

Zutaten für 4 Portionen:

- 300 g TK-Früchte
- 150 g Naturjoghurt
- 50 g Skyr
- evtl. 50 g Puderzucker

Zubereitung:

Früchte kurz antauen lassen. Dann zusammen mit dem Joghurt (und evtl. dem Zucker) in ein hohes Gefäß geben und mit dem Stabmixer zu einer homogenen Masse verarbeiten. Nicht allzu lange mixen, da die Konsistenz sonst zu flüssig wird.

Zum Verfeinern noch 50 g Skyr unterrühren.

Bis zum Servieren im Tiefkühler lagern. Ca. alle zwei Stunden immer wieder umrühren, damit das Eis cremig wird.

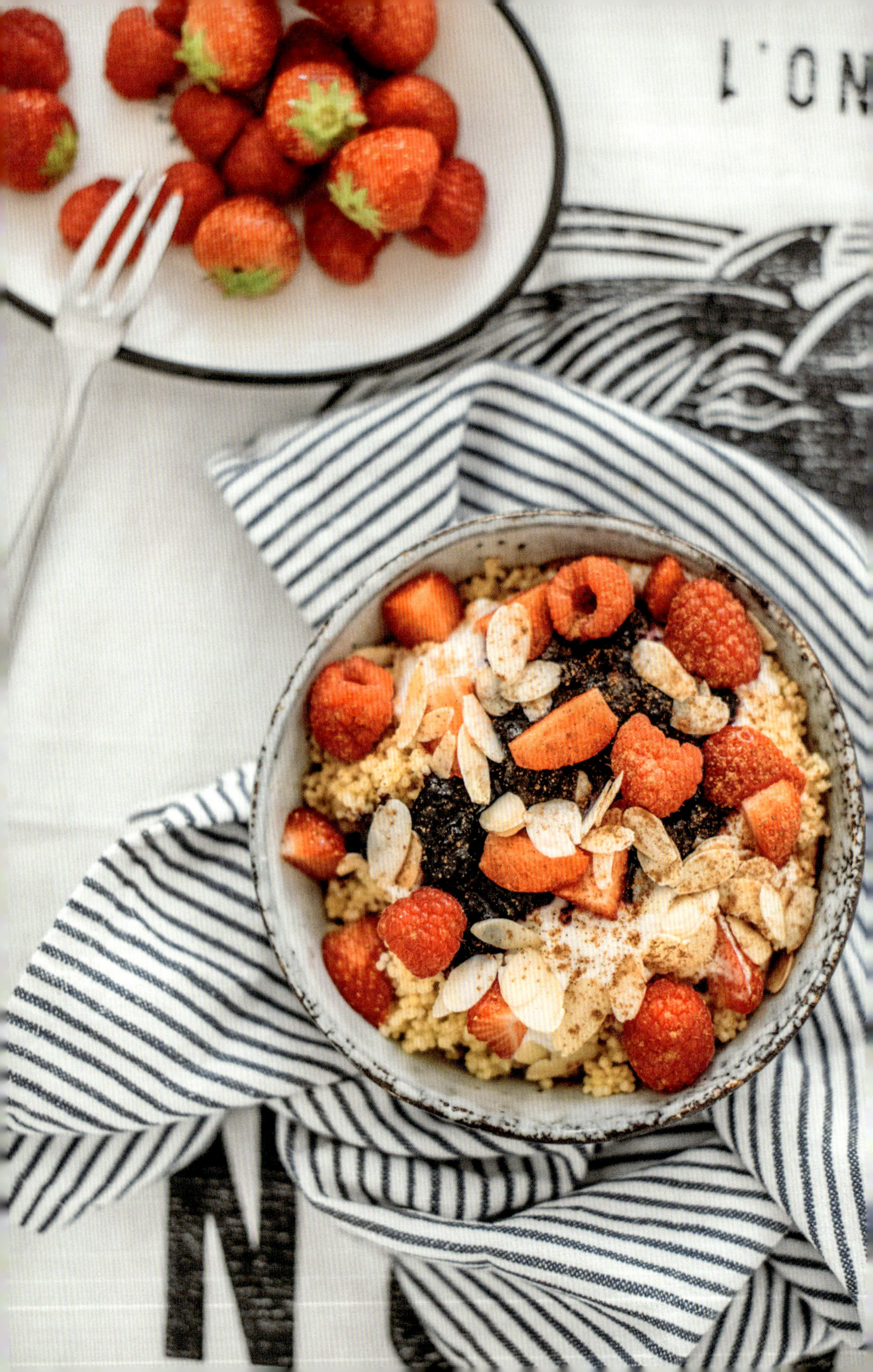

HIRSEBREI MIT NÜSSEN UND FRÜCHTEN

Zutaten für 1 Portion:

- 60 g Hirse
- 150 ml Wasser
- 1 Prise Salz
- 1 Prise Zimt
- 20 g Mandelblättchen
- 150 g Beeren, z. B. Erdbeeren
- 150 g Naturjoghurt (1,5 % Fett)
- 1 TL Leinöl

Zubereitung:

Hirse in einem Sieb heiß abbrausen. Mit Wasser, Zimt und Salz in einem Topf zum Kochen bringen und etwa 10 Minuten auf mittlerer Stufe köcheln lassen. Kurz nachquellen lassen. Inzwischen Mandelblättchen in einer Pfanne ohne Fettzugabe rösten. Abkühlen lassen.

Erdbeeren waschen, putzen und in kleine Stücke schneiden. Andere Beeren wie etwa Himbeeren pürieren und bei Bedarf durch ein Sieb streichen, um die Kerne zu entfernen.

Hirse mit Joghurt und Leinöl mischen und in eine Schüssel geben. Mit den Beeren und Mandelblättchen anrichten.

Auch als nahrhaftes Frühstück köstlich.

VEGANES SCHOKOKÜCHLEIN MIT ERDNUSS-SAUCE

Zutaten:

Für die Küchlein:

- 60 g dunkle Schokolade (70 % Kakaoanteil)
- 70 g Erdnüsse, ungesalzen
- 280 g glattes Mehl
- 20 g Speisestärke
- 30 g Kakaopulver
- 1 Pkg. Backpulver
- 125 g Margarine + 3 EL Margarine zum Einfetten
- 400 ml Sojadrink

Für die Sauce:

- 250 ml Sojadrink
- 20 g Puderzucker
- 3 EL Erdnussbutter, ungesalzen, ungesüßt

Zubereitung:

Schokolade in kleine Stücke brechen oder schneiden. Erdnüsse grob hacken.

Mehl, Speisestärke, Kakao- und Backpulver in eine Schüssel sieben, Margarine hinzufügen und mit den Knethaken des Mixers den Sojadrink langsam einarbeiten. 50 g Erdnüsse untermischen.

Backofen auf 180 °C (Umluft) vorheizen. 12 ofenfeste Kuchenförmchen (8 bis 10 cm ø) mit Margarine einfetten und die Hälfte des Teigs einfüllen. Die Schokolade jeweils zu gleichen Teilen in die Mitte der Förmchen setzen und den restlichen Teig darauf verteilen. Die Förmchen auf ein Backblech stellen und auf mittlerer Schiene 20 bis 25 Minuten backen (Stäbchenprobe).

Währenddessen für die Sauce Sojadrink und Zucker aufkochen, die Erdnussbutter zugeben und mit einem Löffel glattrühren.

Die Küchlein aus dem Ofen nehmen und ca. 5 Minuten abkühlen lassen. Aus den Förmchen stürzen, mit Erdnusssauce und den restlichen Erdnüssen (20 g) bestreuen und warm servieren.

LIMETTEN-BUTTERMILCH-ESPUMA IN BAISERSCHALEN MIT HIMBEEREN

Zutaten für 4 Portionen:

Für die Espuma:

- 3–4 Limetten
- 80 g Zucker
- 4 Blatt Gelatine
- 300 ml Buttermilch

Für das Baiser:

- 1 TL Margarine
- 80 ml (ca. 2) Eiklar
- 1 Prise Salz
- 80 g Feinkristallzucker

Außerdem:

- 125 g Himbeeren
- 1 Limette

Zubereitung:

Einen Sahnespender (1 Liter Fassungsvermögen) mit zwei Druckkapseln bereitstellen. Limetten heiß waschen und trocknen. Von 3 Limetten die Schalen fein abreiben und in einen Topf geben. Aus den Limetten 100 ml Saft auspressen, ebenfalls in den Topf geben und mit dem Zucker erhitzen. Gelatine in kaltem Wasser ca. 4 Minuten einweichen. Topf vom Herd nehmen und die Gelatine im heißen Limettensaft auflösen. Buttermilch unterrühren. Die Flüssigkeit durch ein feines Sieb gießen und in die Sahneflasche füllen. Den Aufsatz aufschrauben, nacheinander zwei Patronen aufsetzen und das Gas in die Flasche einströmen lassen. Die Flasche kräftig schütteln und mindestens 4 Stunden kühlen.

Für die Baisers einen Bogen Backpapier dünn mit Margarine bestreichen und auf ein Backblech legen. Backofen auf 100 °C (Heißluft) vorheizen. Eiklar und Salz in einer Rührschüssel mit dem Mixer steif schlagen. Zucker nach und nach unter weiterem Schlagen zugeben und 3 bis 4 Minuten mixen, bis ein elastischer Schaum entstanden ist. Mit einem Esslöffel vier Nocken auf das vorbereitete Backpapier setzen.

Die Baisers im Ofen auf mittlerer Schiene 60 Minuten trocknen lassen. In Abständen die Backofentür kurz öffnen und die Feuchtigkeit entweichen lassen. Die Temperatur auf 80 °C (Heißluft) herunterschalten und weitere 2 Stunden trocknen lassen. Ofen ausschalten, die Türe öffnen und die Baisers abkühlen lassen.

Himbeeren waschen und auf Küchenpapier abtropfen lassen. Die Baisers vom Backpapier lösen und mit einem Teelöffel kleine Mulden in die Baisers kratzen. Die ausgekratzten Baiserstücke beiseitelegen. Limette heiß waschen, trocknen und die Schale fein abreiben.

Die Baiserschalen auf Servierteller legen. Kurz vor dem Servieren die gekühlte Sahneflasche kräftig schütteln und das Espuma auf die Baiserschalen spritzen. Himbeeren darauf verteilen, mit den Baiserbröseln und der Limettenschale garnieren und sofort servieren.

ZIMT-MANDEL-PARFAIT MIT MANDELKNUSPER UND GRANATAPFEL

Zutaten für 4 Portionen:

Für das Parfait:

1 Vanilleschote
40 g Kristallzucker
200 ml Mandeldrink
250 ml Soja-Crème cuisine
3 EL gestiftelte Mandeln
150 g weißes Mandelmus (Glas)
1 TL Zimt
½ TL Puderzucker
2 Stängel Minze

Für den Sirup:

1 Granatapfel
2 ½ EL Kristallzucker
3 EL Zitronensaft

Für das Knusper:

2 Strudelteigblätter
2 EL Rapsöl
6 EL gehobelte Mandeln
4 EL Puderzucker

Zubereitung:

Für das Parfait die Vanilleschote der Länge nach halbieren und das Mark herauskratzen. Kristallzucker in einem Topf hellgelb schmelzen und vom Herd ziehen. 100 ml Mandeldrink und 50 ml Sojacreme dazugeben und das Karamell bei kleiner Hitze unter Rühren lösen. Vanillemark und -schote dazugeben. Bei kleiner Hitze sämig einköcheln, vom Herd nehmen und auskühlen lassen. Gestiftelte Mandeln goldbraun rösten und auf einem Teller auskühlen lassen.

Vanilleschote aus dem Karamell entfernen. Mandelmus, Karamellsauce und den restlichen Mandeldrink (100 ml) verquirlen. Restliche Sojacreme (200 ml) aufschlagen und unterziehen. Masse in eine flache Schüssel füllen, ins Gefrierfach stellen und unter häufigem Durchrühren mit dem Schneebesen 3 Stunden gefrieren lassen. Geröstete Mandeln und Zimt unterrühren. Masse in eine kleine gefriergeeignete, mit Frischhaltefolie ausgelegte Kastenform streichen und im Gefrierfach 30 bis 45 Minuten fester werden lassen.

Für den Sirup den Granatapfel halbieren und den Saft einer Hälfte auspressen. Schürze und Handschuhe nicht vergessen! Zucker in einem kleinen Topf hellgelb karamellisieren lassen. Den Topf vom Herd ziehen. Karamell mit Granatapfel- und Zitronensaft vorsichtig ablöschen, wieder auf den Herd stellen und Karamell bei kleiner Hitze unter Rühren lösen. Die Mischung bei mittlerer Hitze leicht sirupartig einkochen lassen.

Währenddessen für den Knusper Backofen auf 200 °C (Ober-/Unterhitze, 180 °C Umluft) vorheizen. Backblech mit Backpapier auslegen. 1 Strudelteigblatt darauflegen und mit Öl bestreichen. 3 EL gehobelte Mandeln und ca. 2 EL Puderzucker daraufstreuen. Das zweite Teigblatt auflegen, andrücken und dünn mit Öl bestreichen. Mit einem Teigrädchen oder Messer in Stücke schneiden. Restliche Mandeln (3 EL) sowie restlichen Puderzucker (ca. 2 EL) daraufstreuen. Auf mittlerer Schiene ca. 12 Minuten zartknusprig backen.

Die Kerne aus der restlichen Granatapfelhälfte lösen. Das Parfait aus der Form stürzen und in Stücke schneiden. Das Parfait mit Sirup, Mandelknusper und Granatapfelkernen anrichten.

Mit etwas Zimt bestreuen. Mit Minze garnieren und servieren.

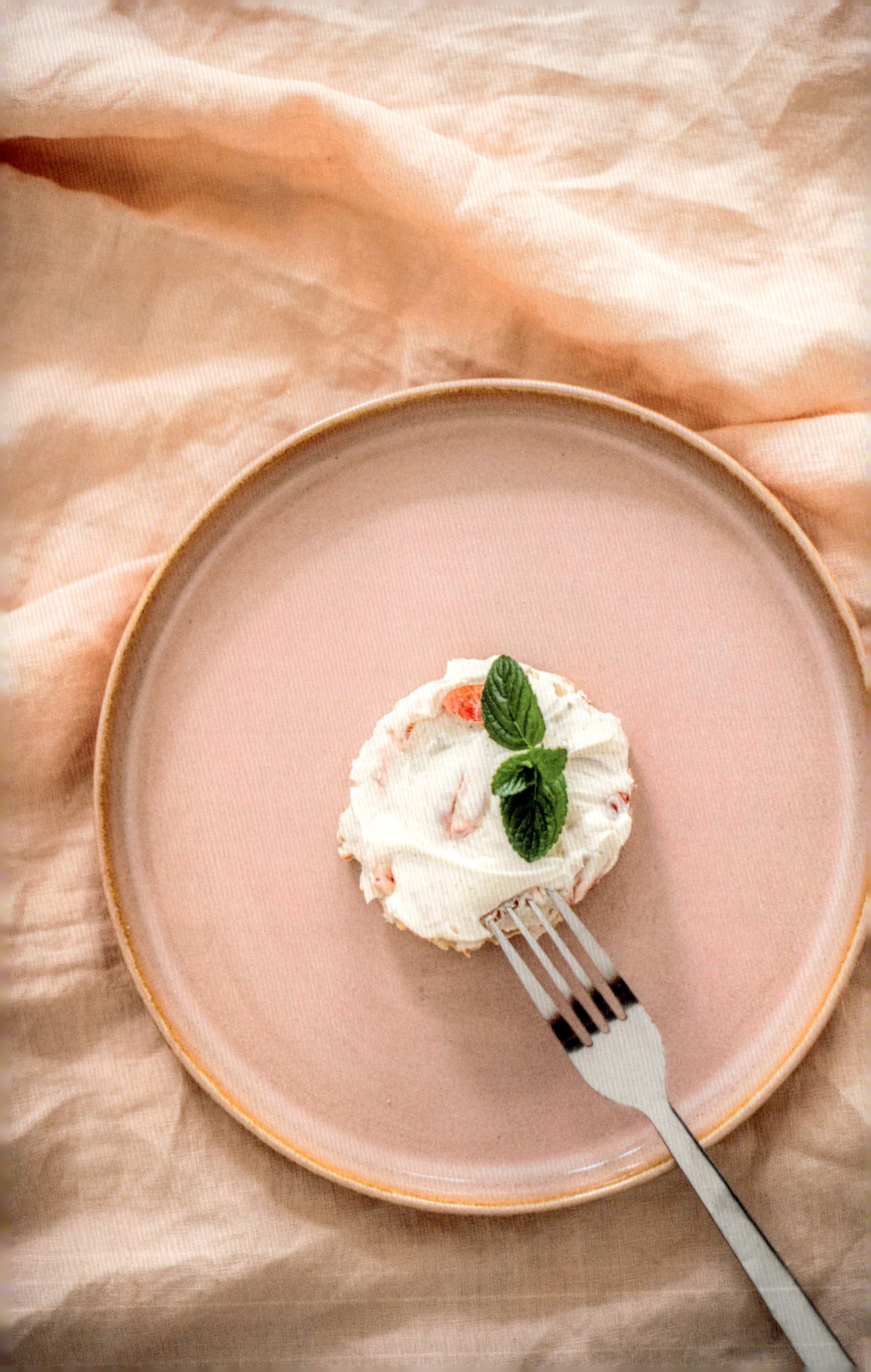

ERDBEER-TIRAMISU

Zutaten für 6 Portionen:

- 500 g Erdbeeren
- 3 EL Zucker
- 250 g Mascarpone
- 250 g Magerquark/Magertopfen
- 1 EL Zitronensaft
- 1 Pkg. Vanillezucker
- 100 g Löffelbiskuits
- 6 EL Orangensaft
- evtl. Minze oder Zitronenmelisse zum Garnieren

Zubereitung:

Alle Erdbeeren waschen und entstielen. 100 g Erdbeeren mit 1 EL Zucker pürieren und kaltstellen.

Mascarpone, Quark, 2 EL Zucker, Zitronensaft und Vanillezucker verrühren und abschmecken. 300 g Erdbeeren klein schneiden und vorsichtig unter die Mascarponecreme heben.

Eine Auflaufform mit Löffelbiskuits auslegen und diese mit Orangensaft beträufeln. Pürierte Erdbeeren und Mascarponecreme abwechselnd auf die Löffelbiskuits schichten, anschließend kaltstellen.

Vor dem Servieren mit den restlichen Erdbeeren und evtl. etwas Minze oder Zitronenmelisse garnieren.

MÜSLIRIEGEL

Ca

Zutaten für 20 Stück:

- 100 g Nuss-Mix
- 100 g Cashewkerne
- 150 g Walnüsse
- 150 g Mandeln
- 100 g getrocknete Aprikosen/Marillen
- 100 g getrocknete Cranberrys
- 100 g Rosinen
- 200 g Dinkelflocken
- 70 g Margarine
- 400 g Akazienhonig
- 2 Pkg. Vanillezucker
- 2 EL Mehl

Zubereitung:

Nüsse grob hacken. Aprikosen in etwa 1 cm große Würfel schneiden und mit Cranberrys, Rosinen und Dinkelflocken unter die Nüsse mischen.

Backofen auf 180 °C vorheizen. Margarine in einem breiten Topf erhitzen, Honig und Vanillezucker zufügen und kochen lassen, bis die Farbe hellbraun ist. Die vorbereiteten Zutaten zum Honig geben und bei niedriger Temperatur unter ständigem Rühren 3 Minuten rösten. Mehl über die Müslimischung stäuben und einarbeiten. Die Müslimasse auf ein mit Backpapier ausgelegtes Backblech streichen. Mit Backpapier bedecken und mit einer Teigrolle gleichmäßig ausrollen.

Das Blech für 10 Minuten in den vorgeheizten Backofen schieben, dann abkühlen lassen. Die Masse mit einem scharfen, schweren und leicht geölten Messer in Rauten, Stangen oder Würfel schneiden.

Die Portionen zwischen Lagen aus Backpapier in luftdichten Dosen aufbewahren, so bleiben die Müsliriegel bis zu 10 Tage frisch.

Müsliriegel sind ein praktischer Snack zum Mitnehmen.

NUSS-ECKEN

Zutaten für 36 Stück:

Für den Boden:

- 300 g Mehl
- 2 TL Backpulver
- 150 g Zucker
- ½ TL Bourbon-Vanillepulver
- 1 EL Sojamehl
- 150 g kalte vegane Margarine

Für den Belag:

- 200 g vegane Margarine
- 225 g Zucker
- 1 TL Bourbon-Vanillezucker
- 200 g gehackte Mandeln
- 200 g gehackte Haselnüsse
- 5 EL Aprikosenkonfitüre/Marillenmarmelade
- 200 g vegane Nougat- oder Zartbitterschokolade (zum Verzieren)

Zubereitung:

Für den Boden Mehl, Backpulver, Zucker, Vanillepulver und Sojamehl auf einer Arbeitsfläche vermischen. Die Margarine in kleinen Stückchen darauf verteilen und alle Zutaten mit den Händen rasch zu einem Teig verkneten. Den Teig in Klarsichtfolie wickeln und im Kühlschrank ca. 30 Minuten ruhen lassen.

Inzwischen für den Belag die Margarine in einem Topf zerlassen. Zucker, Vanillezucker und 4 EL Wasser dazugeben und ca. 1 Minute karamellisieren lassen. Mandeln und Haselnüsse unter den Karamell rühren und die Masse abkühlen lassen.

Den Backofen auf 180 °C vorheizen. Ein Backblech mit Backpapier auslegen. Den Teig am besten mit den Händen oder auch einem Teigschaber gleichmäßig darauf verteilen. Aprikosenkonfitüre und 2 EL Wasser verrühren und mit einem Löffel oder Kuchenpinsel auf dem Teig verteilen. Den Teig mit der Nussmasse bestreichen. Den Kuchen im Ofen (Mitte) 25–30 Minuten backen.

Den Kuchen aus dem Backofen nehmen, abkühlen lassen und in ca. 36 Dreiecke schneiden. Die Schokolade hacken und in einer Schüssel über dem heißen Wasserbad schmelzen lassen. Die Nussecken damit verzieren.

ORANGE-CHAI-LATTE

Zutaten für 4 Portionen:

- 20 g Ingwer
- ½ Bio-Orange
- 1 Zimtstange
- 2 Stück Sternanis
- 3 Teebeutel Schwarztee
- 750 ml Wasser
- 250 ml Milch
- 2 EL Blütenhonig
- 1 ½ TL gemahlener Zimt

Zubereitung:

Ingwer schälen und in dünne Scheiben schneiden. Orange heiß waschen, trockenreiben und zwei ca. 5 cm lange Schalenstreifen abschälen. Zimtstangen und Sternanis im Mörser grob zerstoßen. Gemeinsam mit Ingwer und Orangenschale in ein Gewürzsäckchen (Teesieb) und mit Teebeuteln in einen Topf geben. Mit 0,75 l kochendem Wasser übergießen und zugedeckt 3 bis 4 Minuten ziehen lassen.

Milch erhitzen und aufschäumen. Gewürzsäckchen entfernen, Chai in eine Teekanne gießen und mit Honig süßen.

Chai in Teegläser füllen. Milchschaum daraufgeben. Mit Zimt bestreuen und servieren.

KAISERSCHMARRN *

Zutaten für 2 Portionen:

- 250 g Himbeeren (frisch oder tiefgekühlt)
- 150 g Heidelbeeren
- 1 TL Honig/Dattelsirup/Ahornsirup
- 1 TL Vanillepulver
- ½ TL Guarkernmehl
- 250 ml Vanille-Sojamilch
- 70 g Kichererbsenmehl
- 70 g Weizenmehl
- 1 gestr. EL Backpulver
- 1 EL Zucker
- etwas Zimt
- 2 EL Rapsöl

Zubereitung:

Eine Handvoll Himbeeren zur Seite stellen. Die restlichen Himbeeren unter Zugabe von Honig und gemahlener Vanille in einem Topf etwa 3 Minuten kochen und dann zu einer gleichmäßig feinen Himbeersauce pürieren. Guarkernmehl zum leichten Andicken einrühren, Himbeersauce nochmals aufkochen lassen und bereitstellen.

Sojamilch, Kichererbsenmehl, Weizenmehl, Backpulver, Zucker und etwas Zimt mit dem Schneebesen zu einem gleichmäßigen, klümpchenfreien Teig verrühren. Teig 5 Minuten quellen lassen.

Öl in einer Pfanne erhitzen und die Teigmasse ins heiße Öl geben. 70 g Heidelbeeren ebenfalls hinzugeben. Sobald der Teig angedickt ist, wenden und ihn kurz darauf mit zwei Gabeln in feine Stücke zerteilen.

Kaiserschmarrn auf Tellern anrichten, mit Puderzucker bestäuben, mit den restlichen Beeren garnieren und mit heißer Himbeersauce servieren.

Tipp: Wer möchte, kann auch noch eine Handvoll Rosinen in den Teig geben. Außerdem schmeckt der Kaiserschmarrn natürlich nicht nur mit Heidelbeeren und Himbeeren. Apfelmus oder Zwetschkenröster sind herrliche Alternativen. So lässt sich der Schmarrn ganz leicht saisonal anpassen!

* Wenn Dattelsirup o. Ä. statt Honig verwendet wird.

KAROTTEN-NUSS-KUCHEN MIT FRISCHKÄSE-TOPPING

Zutaten für eine Springform mit 24 cm Durchmesser:

- 200 g Mehl
- 180 g Zucker
- 1 TL Natron (= 5 g Speisesoda)
- 1 TL Backpulver
- 1 TL Zimt
- ½ TL Salz
- 40 g Walnusskerne
- 75 g Karotten, gerieben
- 200 g Sojajoghurt Natur
- 100 ml Öl
- 1 TL Vanilleextrakt (oder 1–2 Pkg. Vanillezucker)
- 100 g Frischkäse
- 3 EL Zitronensaft
- 50 g Puderzucker

Zubereitung:

Ofen auf 180 °C vorheizen. Walnüsse grob hacken. Eine Kuchenform (24 cm ø) oder eine Brotbackform gut einfetten. Mehl, Zucker, Vanillezucker, Natron, Backpulver, Zimt und Salz in einer mittelgroßen Schüssel gut vermischen.

In einer großen Schüssel die Karotten, das Sojajoghurt und das Öl gut miteinander vermengen. Die trockenen Zutaten in drei Schritten zu dem Karottengemisch hinzufügen, dabei alles vorsichtig verrühren, nur so lange, bis die Zutaten vermischt sind (nicht mit dem Handmixer!). In die Kuchenform füllen, glattstreichen und bei 180 Grad ca. 30–35 Minuten backen (ein Zahnstocher sollte, wenn er in die Mitte hineingesteckt wird, wieder sauber herauskommen).

Frischkäse mit den Quirlen des Mixers glattrühren. Zitronensaft und Puderzucker dazugeben und auf höchster Stufe zu einer standfesten Masse schlagen.

Völlig auskühlen lassen, dann mit Frischkäsetopping bestreichen.

KLEINES KÜCHENLEXIKON

Crème cuisine	pflanzliche Alternative zu Sahneprodukten, kann zum Kochen, Backen und für Saucen verwendet werden
Edamame	grüne Sojabohnen. Sie werden noch unreif geerntet, im Ganzen gegart und gewürzt und sind als Snack beliebt.
Frühkraut	Weißkohl, der in der Zeit von April bis Juni geerntet wird
Kren	Meerrettich
Melanzani	Aubergine
Nocken	kleine Klöße
Raita	indische Gewürzsauce auf Joghurtbasis
Rote Rüben	Rote Bete
Rotkraut	Rotkohl
Rucola	Rauke
Semmelbrösel	Paniermehl
Skyr	Milchprodukt, eine Art fettarmer Frischkäse aus isländischer Tradition
Tempeh	indonesisches Fleischersatzprodukt aus fermentierten Sojabohnen
Wasserkastanie	sehr nährstoffreiche essbare Wurzel, die v. a. in der asiatischen Küche verwendet wird und ihren Namen der Ähnlichkeit mit Esskastanien verdankt
Wurzelbrot	Weißbrot aus Hefeteig, das zu einer Stange eingedreht wird

ABKÜRZUNGEN

EL	Esslöffel
g	Gramm
gestr.	gestrichen
l	Liter
ml	Milliliter
Msp.	Messerspitze
Pkg.	Packung
TK	tiefgekühlt
TL	Teelöffel

REZEPTVERZEICHNIS

Suppen

Kleine Speisen

Shakes

Vegetarische Hauptgerichte

Hauptgerichte mit Fisch

Hauptgerichte mit Fleisch

Süße Speisen

LITERATURVERZEICHNIS

Dunky, A., Graninger, W., Herold, M, Smolen, J., Wanivenhaus, A. (Hrsg.): Praktische Rheumatologie. Springer-Verlag (Wien); ISBN 978-3-211-88982-4.

Kainberger, F., Bobacz, K., Pretterklieber, M. L., Windhager, R., Crevenna, R. (Hrsg.): Bewegung und Leistung, Stress und Schmerz. Facultas-Verlag (Wien); ISBN 978-3-7089-1891-4.

Mau, W. (2016). Evidenzbasierte physikalische Therapie bei rheumatischen Krankheiten. Dtsch. Med. Wochenschr. 2016; 141: 1470–1472.

Meyer-Olson, D., Hoeper, K. (2021): Rehabilitation bei rheumatoider Arthritis. Rehabilitation 2021 ; 60 : 339–354.

Adam, O. (2018). Deutsche Rheuma-Liga Bundesverband e.V. 5.2_Ernaehrung.pdf. Abgerufen 28. November 2021, von https://www.rheuma-liga.de/fileadmin/public/main_domain/Dokumente/Mediencenter/Publikationen/Merkblaetter/5.2_Ernaehrung.pdf

Adam, D. O. (2008). Ernährung bei rheumatischen Erkrankungen. Rheumatische Erkrankungen, 7.

Adam, O. (2017). Ernährungsmedizinische Aspekte in der Rheumatologie. Physikalische Medizin, Rehabilitationsmedizin, Kurortmedizin, 27(04), 226–238. https://doi.org/10.1055/s-0043-113598

Ballmer, P. E., Uster, A., Rühlin, M., & Imoberdorf, R. (2013). Ist mediterrane Ernährung wirksam zur Prävention und Behandlung der rheumatoiden Arthritis? Schweizer Zeitschrift für Ernährungsmedizin, 1, 4.

Brance, M. L., Di Gregorio, S., Pons-Estel, B. A., Quagliato, N. J., Jorfen, M., Berbotto, G., Cortese, N., Raggio, J. C., Palatnik, M., Chavero, I., Soldano, J., Wong, R., Del Rio, L., Sánchez, A., & Brun, L. R. (2021). Prevalence of Sarcopenia and Whole-Body Composition in Rheumatoid Arthritis. JCR: Journal of Clinical Rheumatology. https://doi.org/10.1097/RHU.0000000000001549

Bundesinstitut Für Risikobewertung. (2021). Aktualisierte Höchstmengenvorschläge für Vitamine und Mineralstoffe in Nahrungsergänzungsmitteln und angereicherten Lebensmitteln: Stellungnahme Nr. 009/2021 des BfR vom 15. März 2021. https://doi.org/10.17590/20210315-143130

Calvani, R., Miccheli, A., Landi, F., Bossola, M., Cesari, M., Leeuwenburgh, C., Sieber, C. C., Bernabei, R., & Marzetti, E. (2013). Current nutritional recommendations and novel dietary strategies to manage sarcopenia. The Journal of frailty & aging, 2(1), 38–53.

Deutsche Apotheker Zeitung. (2012, Mai 10). Rheuma und Ernährung. DAZ.online. Abgerufen 21. November 2021, von https://www.deutsche-apotheker-zeitung.de/daz-az/2012/daz-19-2012/rheuma-und-ernaehrung

Deutsche Gesellschaft für Ernährung. (2020, September 2). Rheumadiät. Abgerufen 10. Februar 2021, von https://www.dge.de/wissenschaft/weitere-publikationen/fachinformationen/rheumadiaet/

Deutsche Gesellschaft für Ernährung. (2011) Selen und Herz-Kreislauf-Krankheiten. Abgerufen 16. November 2021, von https://www.dge.de/wissenschaft/weitere-publikationen/fachinformationen/selen-und-herz-kreislauf-krankheiten/

Deutsche Gesellschaft für Ernährungsmedizin. (2019, Juli 15). Definition: Mangelernährung. DGEM. Abgerufen 24. November 2021, von https://www.dgem.de/definition-mangelern%C3%A4hrung.

Deutsche Gesellschaft für Ernährungsmedizin. MNA-LF Deutsch-240513.pdf. Abgerufen 24. November 2021, von https://www.dgem.de/sites/default/files/PDFs/Screening/MNA-LF%20Deutsch-240513.pdf

Deutsche Gesellschaft für Ernährungsmedizin. (2011) SGA Anleitung 2011.pdf. Abgerufen 24. November 2021, von https://www.dgem.de/sites/default/files/PDFs/Screening/SGA%20Anleitung%202011.pdf

Elmadfa, I., Aign, W., Muskat, E., & Fritzsche, D. (2016). Die große GU Nährwert-Kalorien-Tabelle. GRÄFE UND UNZER.

Elmadfa, I., Institut für Ernährungswissenschaften (Wien), Österreich, & Bundesministerium für Gesundheit. (2012). Österreichischer Ernährungsbericht 2012. Bundesministerium für Gesundheit.

European Food Safety Authority, Europäische Kommission & Scientific Panel on Dietetic Products, Nutrition and Allergies (Hrsg.). (2006). Tolerable upper intake levels for vitamins and minerals. European Food Safety Authority.

GmbH, S. A. (o. J.). Wasservergleich. Abgerufen 27. November 2021, von https://www.wasservergleich.at/vergleich.html#.

Gromnica-Ihle, E., & Clausen, C. (2020, Oktober). Sarkopenie. Abgerufen 24. November 2021, von https://www.rheuma-liga.de/rheuma/krankheitsbilder/sarkopenie.

Holick, M. F., Binkley, N. C., Bischoff-Ferrari, H. A., Gordon, C. M., Hanley, D. A., Heaney, R. P., Murad, M. H., & Weaver, C. M. (2011). Evaluation, Treatment, and Prevention of Vitamin D Deficiency: An Endocrine Society Clinical Practice Guideline. The Journal of Clinical Endocrinology & Metabolism, 96(7), 1911–1930. https://doi.org/10.1210/jc.2011-0385

Kalziumreiche Lebensmittel—Osteoporose. (2020, September 8). Gesundheitsportal. https://www.gesundheit.gv.at/krankheiten/koerper/osteoporose/kalziumreiche-lebensmittel

Kasper, H., & Burghardt, W. (2014). Ernährungsmedizin und Diätetik (12. Aufl.). Urban & Fischer.

Lamprecht, M., Holasek, S., Konrad, M., Seebauer, W., & Hiller-Baumgartner, D. (2017). Lehrbuch der Sporternährung (1. Aufl.). CLAX Fachverlag GmbH.

Li, T.-H., Chang, Y.-S., Liu, C.-W., Su, C.-F., Tsai, H.-C., Tsao, Y.-P., Liao, H.-T., Chen, M.-H., Chuang, C.-C., Yang, Y.-Y., & Tsai, C.-Y. (2021). The prevalence and risk factors of sarcopenia in rheumatoid arthritis patients: A systematic review and meta-regression analysis. Seminars in Arthritis and Rheumatism, 51(1), 236–245. https://doi.org/10.1016/j.semarthrit.2020.10.002

Mach, F., Baigent, C., Catapano, A. L., Koskinas, K. C., Casula, M., Badimon, L., Chapman, M. J., De Backer, G. G., Delgado, V., Ference, B. A., Graham, I. M., Halliday, A., Landmesser, U., Mihaylova, B., Pedersen, T. R., Riccardi, G., Richter, D. J., Sabatine, M. S., Taskinen, M.-R., ... Patel, R. S. (2020). 2019 ESC/EAS Guidelines for the management of dyslipidaemias: Lipid modification to reduce cardiovascular risk. European Heart Journal, 41(1), 111–188. https://doi.org/10.1093/eurheartj/ehz455

Milaneschi, Y., Hoogendijk, W., Lips, P., Heijboer, A. C., Schoevers, R., van Hemert, A. M., Beekman, A. T. F., Smit, J. H., & Penninx, B. W. J. H. (2014). The association between low Vitamin D and depressive disorders. Molecular Psychiatry, 19(4), 444–451. https://doi.org/10.1038/mp.2013.36

Ngeuleu, A., Allali, F., Medrare, L., Madhi, A., Rkain, H., & Hajjaj-Hassouni, N. (2017). Sarcopenia in rheumatoid arthritis: Prevalence, influence of disease activity and associated factors. Rheumatology International, 37(6), 1015–1020. https://doi.org/10.1007/s00296-017-3665-x

Office of Dietary Supplements – Vitamin D. (2020, Dezember 3). https://ods.od.nih.gov/factsheets/VitaminD-HealthProfessional/183-001l_S3_Osteoporose-Prophylaxe-Diagnostik-Therapie_2019-02.pdf. (2017). Abgerufen 14. Jänner 2022, von https://www.awmf.org/uploads/tx_szleitlinien/183-001l_S3_Osteoporose-Prophylaxe-Diagnostik-Therapie_2019-02.pdf

Pichler, B., & Widhalm, K. (2004). Die Bedeutung von Omega-3-Fettsäuren bei rheumatoider Arthritis. 5.

Pistracher, T. (2021). 2.1.9.11 Vollkornbrot. Österreichisches Lebensmittelbuch. Abgerufen 27. November 2021, von https://www.lebensmittelbuch.at/lebensmittelbuch/b-18-backerzeugnisse/2-backwaren/2-1-brot/2-1-9-sachbezeichnungen-und-zusammensetzung/2-1-9-11-vollkornbrot.html

Pongratz, R., Machold, K., Nell-Duxneuner, V., & Pflugbeil, S. (2016). Rheuma. Das Chamäleon unter den Krankheiten (1. Aufl., Bd. 7). MedMedia Verlag und Mediaservice Ges. m. b. H.

Robinson, S., Cooper, C., & Aihie Sayer, A. (2012). Nutrition and Sarcopenia: A Review of the Evidence and Implications for Preventive Strategies. Journal of Aging Research, 2012, e510801. https://doi.org/10.1155/2012/510801

Torii, M., Hashimoto, M., Hanai, A., Fujii, T., Furu, M., Ito, H., Uozumi, R., Hamaguchi, M., Terao, C., Yamamoto, W., Uda, M., Nin, K., Morita, S., Arai, H., & Mimori, T. (2019). Prevalence and factors associated with sarcopenia in patients with rheumatoid arthritis. Modern Rheumatology, 29(4), 589–595. https://doi.org/10.1080/14397595.2018.1510565

Verbraucherzentrale NRW e.V. (2020) Ist Algenöl eine pflanzliche Alternative für Omega-3-Fettsäuren? Verbraucherzentrale.de. Abgerufen 12. Oktober 2021, von https://www.verbraucherzentrale.de/wissen/lebensmittel/gesund-ernaehren/ist-algenoel-eine-pflanzliche-alternative-fuer-omega3fettsaeuren-51990

Viehweger, M. (2012). Effekte von Omega-3 und Omega-6 mehrfach ungesättigten Fettsäuren bei Patienten mit Rheumatoider Arthritis oder Psoriasisarthritis: Eine randomisierte, placebokontrollierte, doppelblinde, monozentrische, vierarmige Studie. https://doi.org/10.17169/refubium-15302

Visseren, F. L. J., Mach, F., Smulders, Y. M., Carballo, D., Koskinas, K. C., Bäck, M., Benetos, A., Biffi, A., Boavida, J.-M., Capodanno, D., Cosyns, B., Crawford, C., Davos, C. H., Desormais, I., Di Angelantonio, E., Franco, O. H., Halvorsen, S., Hobbs, F. D. R., Hollander, M., ... ESC Scientific Document Group. (2021). 2021 ESC Guidelines on cardiovascular disease prevention in clinical practice: Developed by the Task Force for cardiovascular disease prevention in clinical practice with representatives of the European Society of Cardiology and 12 medical societies With the special contribution of the European Association of Preventive Cardiology (EAPC). European Heart Journal, 42(34), 3227–3337. https://doi.org/10.1093/eurheartj/ehab484

Links

https://www.eat-this.org/ (Abgerufen am 09.09.2021)

https://biancazapatka.com/ (Abgerufen am 09.09.2021)

https://www.ndr.de/ratgeber/kochen/rezepte/ (Abgerufen am 15.11.2021)

https://frischgekocht.billa.at/rezepte (Abgerufen am 29.11.2021)

https://www.vegan.at/kulinarik/rezepte (Abgerufen am 29.11.2021)

https://www.issgesund.at/r/ (Abgerufen am 29.11.2021)

https://veggieworld.eco/ (Abgerufen am 30.11.2021)

https://veggie-einhorn.de/ (Abgerufen am 30.11.2021)

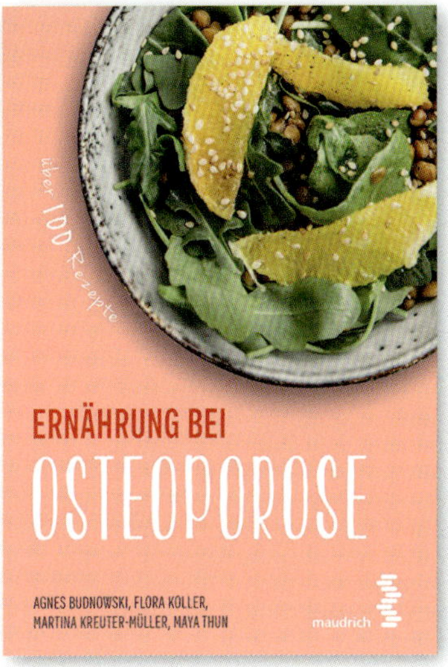

Agnes Budnowski, Flora Koller, Martina Kreuter-Müller, Maya Thun

Ernährung bei Osteoporose

Die besten Tipps für starke Knochen
Kalzium als „Knochenbauer" ist in der Vorsorge und Therapie von Osteoporose längst bekannt. Auch die positive Wirkung von „Supervitamin" D ist kein Geheimnis mehr. Doch welche anderen Nährstoffe können den Aufbau der Knochenmasse zusätzlich unterstützen? Und gibt es tatsächlich auch „Knochenräuber"?
Drei Diätologinnen und eine Fachärztin klären diese und viele weitere Fragen und zeigen Ihnen, wie Sie über die Ernährung ganz einfach Ihre Knochen stärken können. Dazu finden Sie viele schnelle Rezepte für jeden Geschmack.

Ihr Plus

- Über 140 knochenbewusste Rezepte
- Genaue Nährwertangaben und Symbole zum Nährstoffgehalt
- Viele Tipps und Empfehlungen
- Mit gratis Einkaufslisten-App

maudrich
2. Auflage 2018
148 Seiten, 4-farbig
Klappenbroschur
EUR (A) 16,90
EUR (D) 16,40
sFr 21,70 UVP
ISBN 978-3-99002-065-4
e-ISBN 978-3-99030-677-2

ältlich im Buchhandel und auf
ıltas.at

maudrich

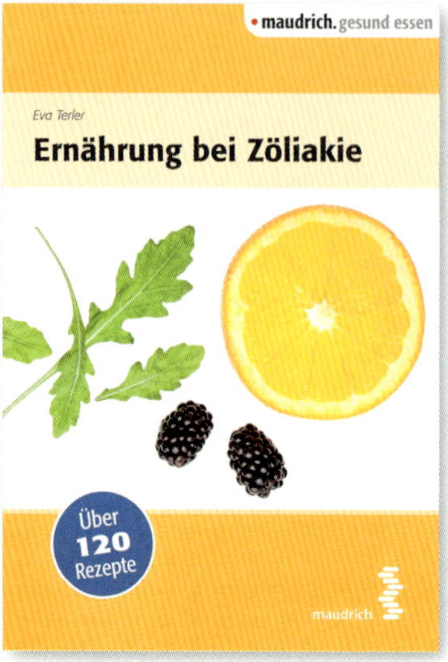

Eva Terler

Ernährung bei Zöliakie

Richtig essen bei Zöliakie
Beschwerdefrei leben trotz Zöliakie? Mit dem richtigen Essen kein Problem! Dieser Ratgeber zeigt Ihnen, welche Lebensmittel Ihnen guttun und welche Sie unbedingt meiden sollten. Vom Festtagsmenü bis zum Geburtstagskuchen: mit den vielen Koch- und Backtipps gelingt das mühelos. Lassen Sie sich das frische Brot, die leckeren Strudel und die Orangen-Muffins gut schmecken und holen Sie sich viele weitere neue Kochideen aus den 120 köstlichen Rezepten in diesem Buch!

maudrich 2013
120 Seiten, 4-farbig,
Klappenbroschur
EUR (A) 9,90
EUR (D) 9,60
sFr 13,50 UVP
ISBN 978-3-85175-972-3

Ihr Plus

- 120 leckere Rezepte
- Tolle Koch- und Backtipps
- Viele Kuchen- und Keksrezepte
- Spannende medizinische Hintergrundinfos

Erhältlich im Buchhandel und auf
facultas.at

maudrich

• maudrich.gesund essen

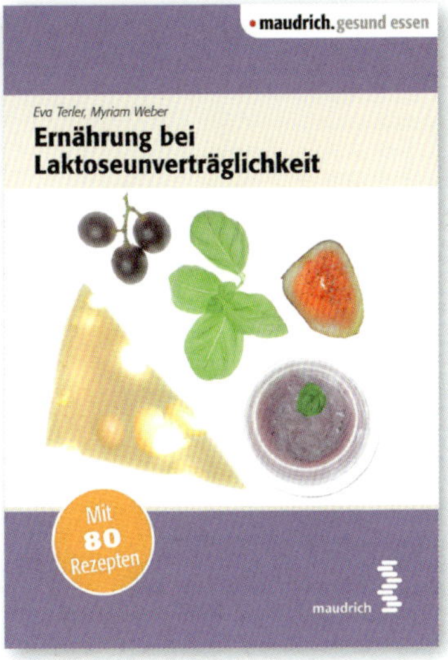

Eva Terler, Myriam Weber

Ernährung bei Laktoseintoleranz

Genussvoll essen trotz Laktoseintoleranz

Beschwerdefrei leben trotz Unverträglichkeit, ohne auf Lieblingsspeisen verzichten zu müssen? Mit den richtigen Rezepten kein Problem!

Dieser Ratgeber zeigt Ihnen, was Ihre Unverträglichkeit bedeutet, welche Lebensmittel Ihnen guttun und welche Sie bei Beschwerden meiden sollten. Mit vielen Tipps und zahlreichen Rezepten vom Frühstucksmüsli über Fischcurry, Rostbraten und Gemüsepizza bis zum cremigen Eisdessert.

maudrich 2014
96 Seiten, 4-farbig
Klappenbroschur
EUR (A) 9,90
EUR (D) 9,60
sFr 13,50 UVP
ISBN 978-3-85175-997-6

Ihr Plus

- Über 80 schmackhafte Rezepte
- Tipps zu Vermeidung und Ersatz von Laktose
- Praktische Empfehlungen, u.a. für das Essen unterwegs und im Restaurant
- Wissenswerte medizinische Hintergrundinfos

ältlich im Buchhandel und auf
ıltas.at

maudrich

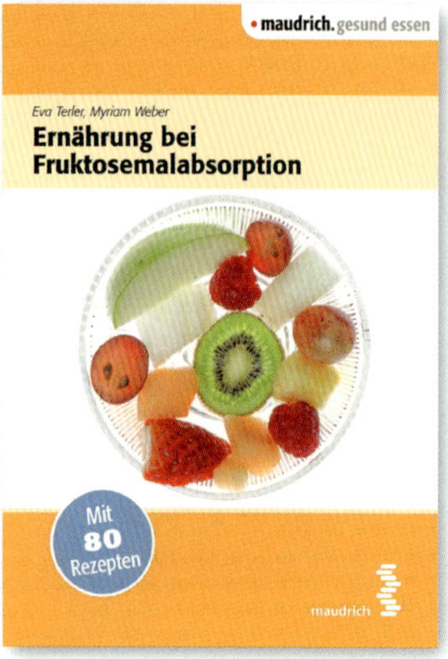

Eva Terler, Myriam Weber

Ernährung bei Fruktosemalabsorption

Nie mehr Beschwerden durch Fruktose! Wenn Fruktose in der Nahrung Beschwerden verursacht, werden „verdächtige" Nahrungsmittel oft sicherheitshalber gemieden. Doch strikte Vermeidung führt zu Mangelerscheinungen, die Krankheiten auslösen können. Dieses Buch zeigt Ihnen, wie sich die Beschwerden durch die passende Ernährung deutlich lindern lassen, welche Lebensmittel Ihnen guttun und welche Sie einfach ersetzen können. Die köstlichen Rezeptideen unterstützen die vielseitige Ernährung – damit Sie auf nichts verzichten müssen.

maudrich 2013
80 Seiten, 4-farbig
Klappenbroschur
EUR (A) 9,90
EUR (D) 9,60
sFr 13,50 UVP
ISBN 978-3-85175-996-9

Ihr Plus

- 80 köstliche Rezepte
- Zahlreiche Tipps zu Vermeidung und Ersatz von Fruktose
- Praktische Experten-Tipps für den Alltag
- Anschauliche medizinische Hintergrundinfos

Erhältlich im Buchhandel und auf **facultas.at**

maudrich